# 見る！わかる！
# 救急手技の
# 基本とポイント

独立行政法人国立病院機構 旭川医療センター

玉川 進 編著

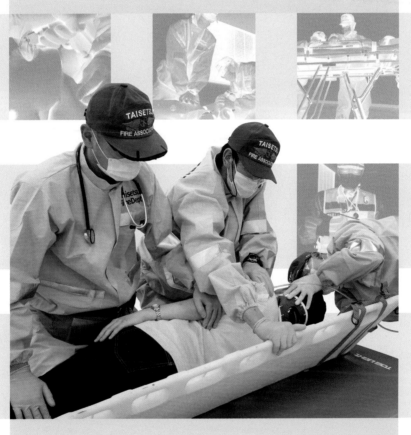

# 4訂にあたって

　平成21年の初版以来、着実に版を重ねてここに4訂版を出版することができました。今回の改訂ではガイドライン2020に準拠するとともに、引用文献を最新のものに改めています。また新たに解剖の章を設け、読者が遭遇する病気はどんなものであるか病理学的に解説しています。

　この本が皆様のお役に立てることを願っています。

令和5年6月

独立行政法人国立病院機構　旭川医療センター　病理診断科
玉川　進

## 執筆者等一覧

### 執筆
**独立行政法人国立病院機構　旭川医療センター　病理診断科**　　玉川　進

### 協力
**吉田学園医療歯科専門学校**　　長田健一（Ⅴ　救急活動のノウハウ）

### 写真（五十音順）
**大雪消防組合東消防署**
　秋田裕輔
　石田憲由
　一ノ瀬雄基
　影近　司
　紙谷知行
　加村広則
　熊谷大輔
　白川歩夢
　高橋吉光
　中塚大和
　林　紘汰
　真岩　聡
　槙　輝明
　松島恭平
　光島大祐
　宮本裕太
　山下響平
　若林将輝
　渡邊一弘

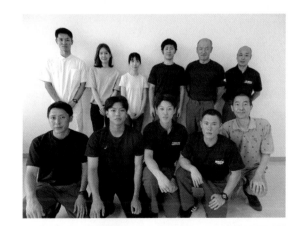

### モデル
　石田恵美
　一ノ瀬あかね
　大槻円香
　鈴木絢加
　山口尚実

### イラスト
　一ノ瀬あかね
　岸野真美
　前田真里奈

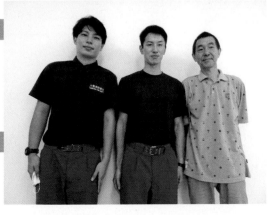

# CONTENTS

## Ⅲ　循環の管理

## Ⅳ 体位の管理

## Ⅴ 救急活動のノウハウ

## Ⅵ　症例解説

# I 感染防止

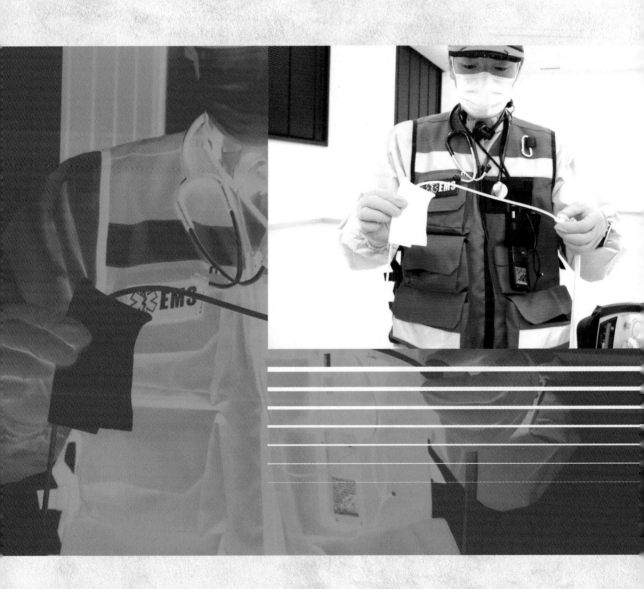

## 第1章　感染防御

　感染防御とは傷病者から自分に病原体をうつさないようにすることです。新型コロナの大流行ではいつどこで感染するか分からない状況になりました。自分だけでなく職場や家族を守るために現場ではしっかり感染防御をしましょう。

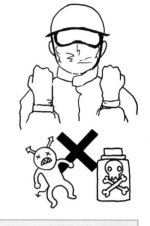

### 1　基本

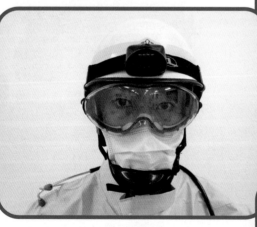

**1** 感染防御をした服装。メガネ、マスク、手袋、ガウン。

**2** 目と鼻をしっかり覆います。

**3** 外傷事例では血を浴びたり二次災害の危険性があるので、メガネは<u>ゴーグルタイプ</u>を選びます。

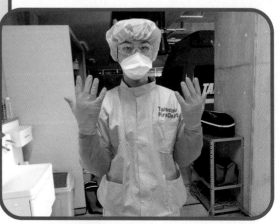

**4** 新型コロナなどの危険度の高い感染症については、定められた防御ガウンを装着します。

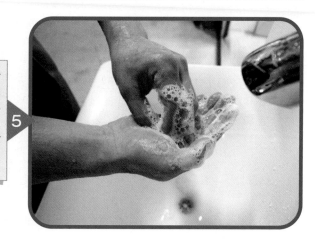

帰署後はせっけんで手を洗い、流水ですすいで乾燥させます。洗い残しが多い箇所は指の間、爪の周囲、親指の付け根です。15秒以上かけてしっかり洗いましょう。手を拭くときはペーパータオルを使用します。　5

## 2　コツとポイント

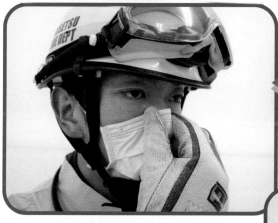

マスクは鼻の部分のワイヤーを押し曲げて密着させます。　6

ゴム手袋が破けそうな場面では、初めから重ねて使用します。傷病者を引っ張り出す状況では、ゴム手袋の上に革手袋をはめます。　7

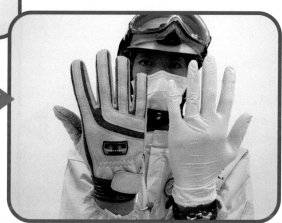

## 3　理解するために

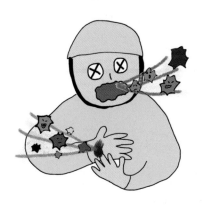

傷病者からの感染ルートは、血液や体液が救急隊員の傷口に触れて感染するものと、息を通じて感染するものがあります。　8

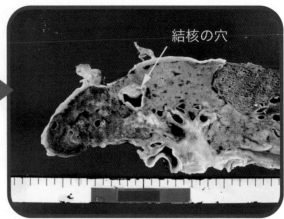

結核の穴

息を通じて感染するものには新型コロナ、結核菌やインフルエンザがあります。写真は結核で穴の開いた肺です。

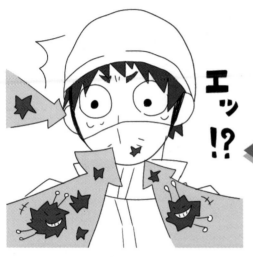

エッ!?

9

新型コロナ*もインフルエンザもマスク着用では感染は防げません。マスク着用の目的は、感染者が健常者に感染症をうつさないことです**。感染していても症状が出ない人もいるので、救急活動中はきちっとマスクを付けましょう。
＊Ann Internal Med 2020 Nov 18:M20-681
＊＊Proc Natl Acad Sci USA 2021 Jan 26;118(4):e2014564118

感染防止具（Personal protective equipment, PPE）を着用すると気管挿管の完了までの時間が遅延し失敗も多くなります*。PPEを着用していても迅速に活動できるよう訓練を重ねましょう。
＊Australas Emerg Care 2021 Sep; 24(3):225-39

10

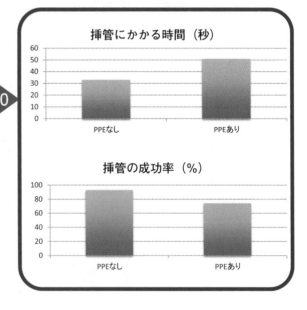

挿管にかかる時間（秒）

| | PPEなし | PPEあり |
|---|---|---|

挿管の成功率（%）

| | PPEなし | PPEあり |
|---|---|---|

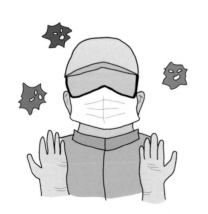

## 第２章　清潔操作

　清潔操作とは、滅菌してあるものを滅菌されたままに行う行為のことです。簡単にいうと「きれいなものを汚い手で触ったり汚いところに置いたりしないこと」ですが、ここでいう「きれい」とはばい菌が全くいないレベルのきれいさです。
　滅菌とは「全ての生物体を死滅させること」をいいます。消毒とは「有害な生物から有害性をなくす」ことですので、害のない細菌が生きていてもかまいません。

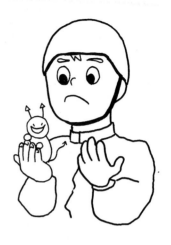

### 1　基本

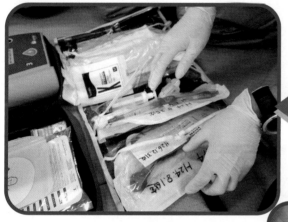

滅菌が保たれた状態を「清潔」といいます。袋が開いていても汚い手で触らなければ「清潔」です。

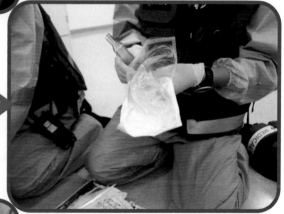

「清潔」なものに不用意に触ってばい菌が付いてしまった状態を「不潔」といいます。素手でラリンゲアルマスクを持てば持った部分に手のばい菌が付いてしまうので「不潔」になります。

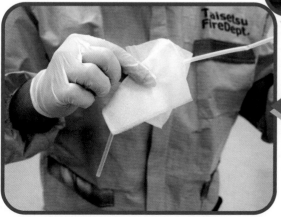

「清潔」なものを清潔に保ったまま動かすには、清潔なもので触ります。写真は清潔な吸引カテーテルを清潔なガーゼを介してつまんでいるところです。ガーゼの外側は手が触れているので不潔、内側は手を触れていないので清潔です。

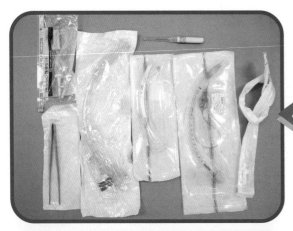

救急隊が扱う滅菌資器材。全て<u>傷病者の体内に入れるものとそれにつなぐもの</u>です。血管に入れるものとして静脈留置針・点滴セット、気管に入れるものとして気管チューブ、吸引カテーテル、カテーテルを持つピンセットがあります。

4

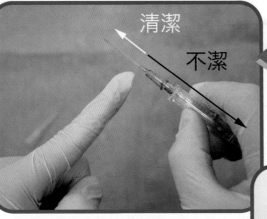

清潔操作で大切なのは、<u>ここまでは触ってよくてここからはダメという「境界」を理解すること</u>です。注射針で体に入る部分は清潔です。

5

点滴の液にばい菌が入ってはいけません。ですので、点滴セットでは液で濡れる部分（針を刺す部分のゴム栓・輸液バッグに突き刺す針・点滴セットの内側・注射針とつなぐ部分）も清潔に保ちます。

6

## 2　コツとポイント

袋は使う直前まで開けないようにします。

7

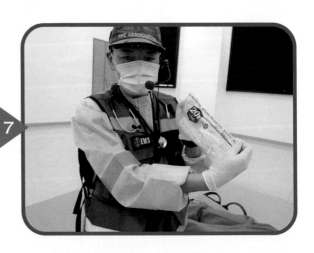

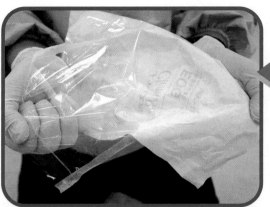

8 開けるときは手首をねじって<u>内側に触れないようにして袋を大きく広げます</u>。大きく広げるのは、取り出すときに不潔な部分に触れにくくするためです。

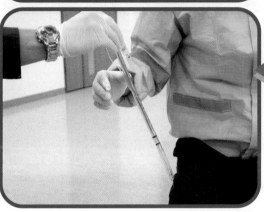

9 気道確保のチューブ類は体の中にどれだけ入っていくかやってみなければ分かりません。ですので、挿入のときに持つところ以外は触らないようにします。

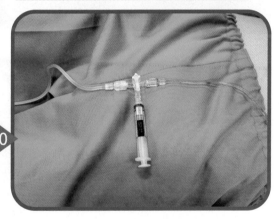

三方活栓の口には液体がたまって細菌が繁殖します。アドレナリンを投与した後は<u>注射器は付けたままにして</u>外気から遮断します。　10

## 3　理解するために

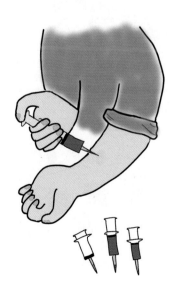

11 清潔・不潔が特に問題となるのは<u>注射針です</u>。不潔な針で注射した場合、病原体を直接体内に入れることになります。

傷病者は体の抵抗力が弱っている可能性が高く、普段問題にならないばい菌でも病気になることがあります。写真の紫色のひもはヘビースモーカーの肺に生えたカビです。

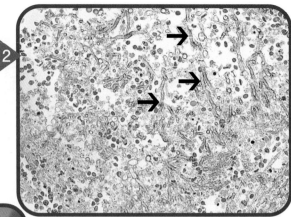

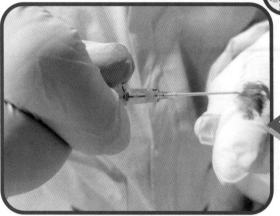

救急隊員にとって最も危険なのは針刺し事故です。傷病者に刺した針を捨てるときに間違って自分に刺してしまうものです。刺した場合は大量の水とせっけんで洗い流し、上司に報告します。

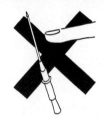

まず自分を守ること、次に傷病者を守ることが感染防止の目的です。基本的手技を理解することとワクチン接種で自分と傷病者を守りましょう。

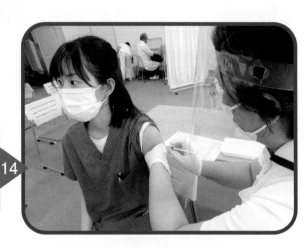

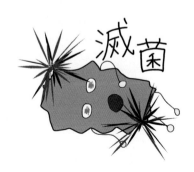

滅菌

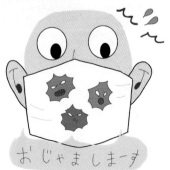

おじゃましまーす

# II 呼吸の管理

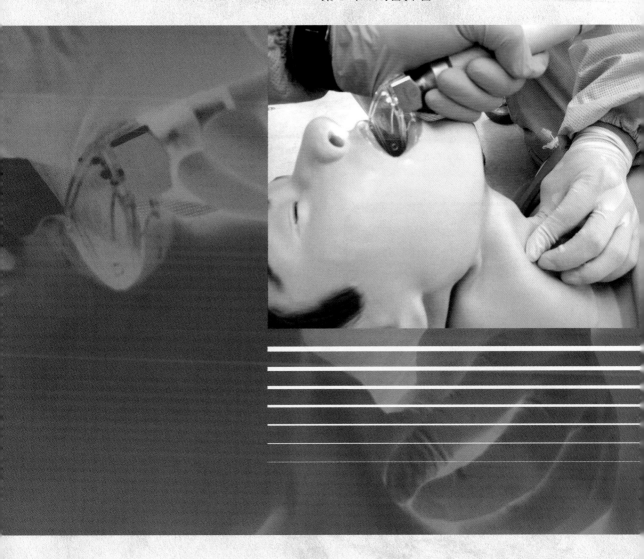

## 第1章　聴診器

　救急隊が聞く音はほとんどが呼吸音ですが、心臓の鼓動を聞いたり、腸の動きを調べたりもできます。また、血圧を測るときにも使います。

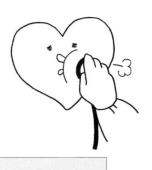

### 1　基本

### (1)聴診器

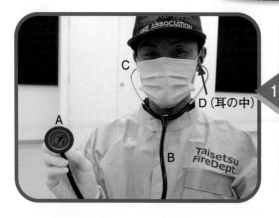

聴診器の構造
A　傷病者に当てる採音部（チェストピース（chest：胸、piece：部品）若しくはヘッド（head：頭）といいます。）
B　音を伝えるゴム管（ラバーチューブ（rubber：ゴム、tube：管））
C　検者の耳に当てる耳管（イヤーチューブ（ear：耳、tube：管））
D　検者の耳に入るイヤーピース（ear：耳、piece：部品）

2

耳に当てる部分は耳管が後ろから前に向くようにします。耳の穴が後ろ向きに付いているためです。

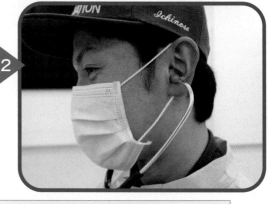

3

膜型は高音がよく聞こえ、ベル型は低音がよく聞こえます。呼吸音は高音なので膜型を使います。ベル型は心臓の診察で使います。
採音部の膜型とベル型を切り替えるときは採音部を回します。

### (2)呼吸音

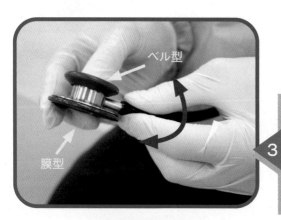

4

呼吸音は左右の胸の上部か左右の脇の下で聞きます。必ず左右の音を比較して大きさと音質を判断します。最低1呼吸、できれば2呼吸聞きましょう。

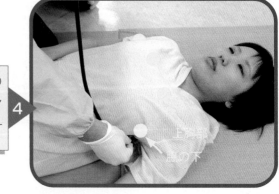

## ⑶心音

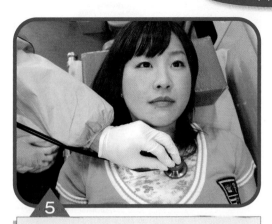

5

心音は左胸で聞きます。

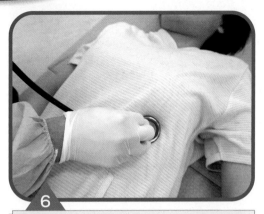

6

女性の場合は乳房の膨らみの上か下で聞きます。膨らみの下の方が大きく聞こえます。

## ⑷腸雑音

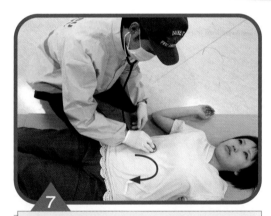

7

傷病者の膝を立てます。お腹の右下、右上、左上、左下の順で聞いていきます。

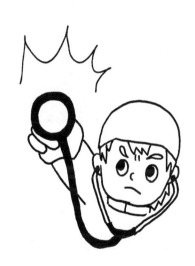

## 2　コツとポイント

使用する前に必ず採音部を手で温めます。採音部は金属のためそのままでは冷たいからです。

8

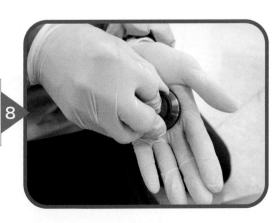

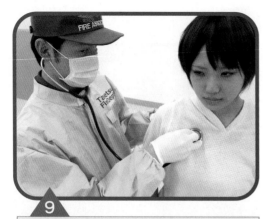

9

女性の場合は無理をせず<u>服の上</u>から聞きます。ちゃんとした聴診器ならこれでも十分聞こえます。

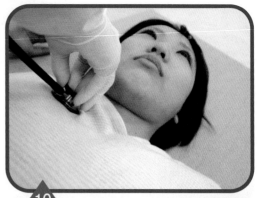

10

<u>採音部は全体を一定の圧</u>で密着させます。密着が悪いと皮膚と膜の隙間で音が拾えず、また、皮膚がこすれて雑音が出ます。

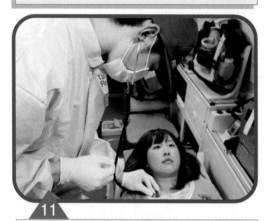

11

現場に人が多くてプライバシーが守れないときは，<u>救急車に収容してから聴診し</u>ます。

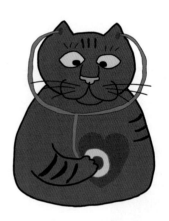

## 3　理解するために

(1)聴診器

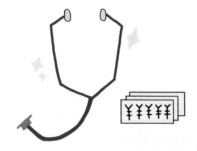

12

安物は悲惨なほど聞こえません。聴診器は一生に1回の買い物。必ず1万円以上のものを買います。<u>道具をケチると一生後悔します。</u>

## ⑵呼吸音

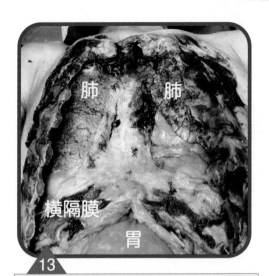

13

肺のすぐ下には肝臓や胃があり、胸と腹の境である横隔膜は常に上に押されています。

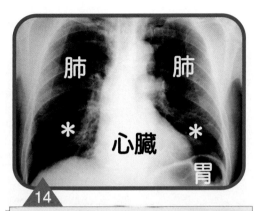

14

大きく息を吸っても肺は乳首（写真の＊）から少し下に下がる程度です。そのため呼吸音は胸の上の方か脇の下で聞きます。

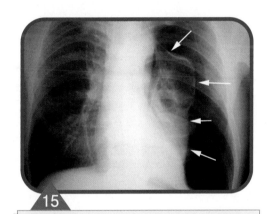

15

呼吸音は肺に空気が流れるときの音です。気胸で肺がしぼんでしまうと聞こえなくなります。

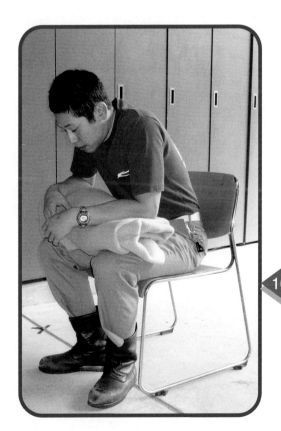

16

喘息では息を吐くと最後に「ピュー」と音がします。肺炎では「ブツブツ」と湿った音がします。

## (3)心音

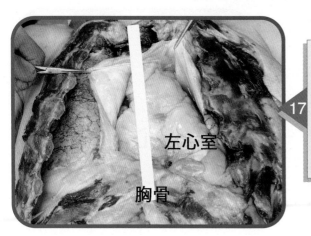

写真は心嚢（心臓を取り囲む袋）を切って心臓を出したところです。心臓は胸骨の真裏にあります。心音を左胸で聞くのは、そこに心臓で最も動く心尖があるからです。心雑音は慣れないと難しいので、心音はリズムを聞くためと割り切りましょう。

17

左心室

胸骨

## (4)腸雑音

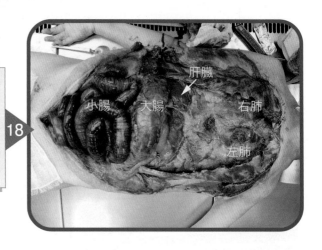

腸は心臓や肺と違い、皮膚のすぐ下にあるので大きな音がします。その中でもグルグルと大きくたくさん音がするときは下痢が、ほとんど聞こえないときは腹膜炎が、カランカランと金属音がするときは腸閉塞が考えられます。

18

肝臓

小腸　大腸　右肺

左肺

# 第2章　酸素マスク

　酸素マスクは傷病者に酸素を与えるためのものです。傷病者にチアノーゼ＊や努力様呼吸＊＊があるときに、自覚症状の消失かパルスオキシメータでの酸素飽和度95％を目標に酸素を与えます。

　＊cyanosis　皮膚の色が紫になること。かじかんだ爪先、プール上がりの唇で見られる。

　＊＊病気のために力いっぱい呼吸している様子。喘息が代表的

## 1　基本

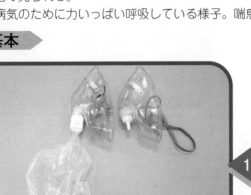

酸素マスク。通常のマスクとリザーバー付きマスクがあります。サイズもいろいろあります。ちょうどいいサイズを選びます。

1

流量計で酸素流量を決めます。リザーバー付きマスクではリザーバーが縮まない流量にします。

2

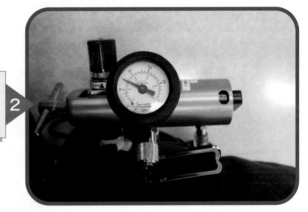

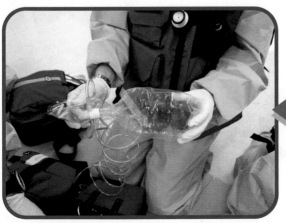

傷病者が装着する前にリザーバーを膨らませます。非再呼吸式（一方向弁付き）リザーバーマスクの場合、リザーバーが膨らんでいれば60〜100％の酸素を与えられます。

3

## 2　コツとポイント

酸素ボンベにどれくらい酸素が残っているか出場前に必ず確認します。ボンベの大きさの10倍に圧力を掛けるとだいたいの酸素量が分かります。
（例1）新品の3.4Lボンベ（=500L）の圧力は15MPaと決まっています。
　　　→ボンベの大きさ3.4L×10×圧力計15MPa=510L
（例2）3.4Lボンベの圧力が10MPaになりました。
　　　→ボンベの大きさ3.4L×10×圧力計10MPa=340L

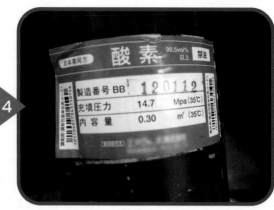

4

酸素マスクは鼻と顎にしっかり密着させます。密着が足りないときは鼻の部分の金属を曲げると密着できます。それでもダメなときはテープで隙間を塞ぎます。

5

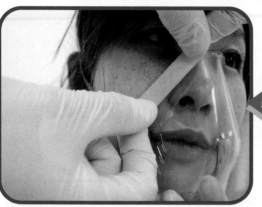

## 3　理解するために

### (1)酸素投与の目安

体の中に酸素が足りない場合に酸素を与えます。酸素流量の判断は傷病者の自覚症状が一番の目安であり、次がパルスオキシメータの値です。酸素飽和度（$SpO_2$）が90％以下なら傷病者が苦しくなくても酸素を与え、94％以下なら苦しいと言ったら与えます。95％以上なら通常は不要です*。
＊Br Med J 1976 May 8; 1(6018):1121-3

6

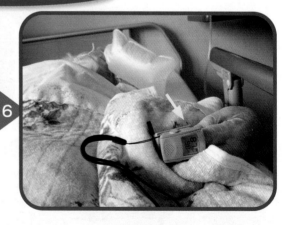

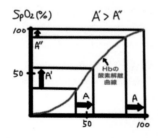

7

呼吸を苦しがる人は、わずかの酸素で呼吸が楽になり酸素飽和度も上昇します。これは血中の酸素濃度が低いほど赤血球がたくさん酸素を取り込むためです。これをボーア効果といいます。

## ⑵疾患別

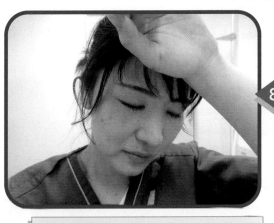

8　二日酔いの頭痛には酸素が劇的に効きます。試してみてください。これは酸素によって頭の中の血管が縮み頭蓋内圧が下がることによります。

血管が詰まる病気である心筋梗塞では、酸素投与により心筋梗塞の範囲が増えます*。パルスオキシメータで95％以上を示す傷病者に酸素投与は禁忌です。
＊Circulation 2015 Jun 16;131(24):2143-50

9

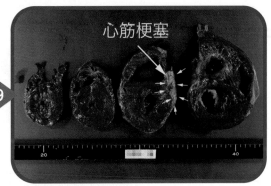

心筋梗塞

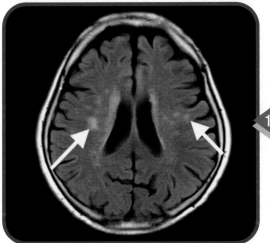

10　一方、同じ血管が詰まる脳梗塞では酸素の投与で予後は変わりません*。これは正常の脳血管と病巣の血管で酸素に対する反応が異なるためと考えられています。矢印で示す白い部分が脳梗塞の部分です。
＊JAMA 2017 Sep 26;318(12);1125-35

慢性呼吸不全患者（いつも酸素を持ち歩いている人）では高濃度酸素を流すと呼吸が止まります。これを$CO_2$ナルコーシスといいます。呼吸が止まっただけですので慌てずに人工呼吸しましょう。事前にこのことが分かっていれば、$SpO_2$が88〜92％の範囲になるように投与する酸素量を調整します*。
＊Eur Respr J 2019 May 18;53(5):1900164

11

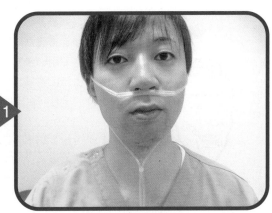

## 第3章　気道確保

　人工呼吸をしても肺に息が入っていかないのは気道が塞がっているからです。意識がなくなると舌の根元がたるんで重力の方向に落ち込みます。落ち込んだ舌を上に引き上げるのが気道確保です。

　気道確保は以前は心停止の判断に必要な手技でしたが、現在は傷病者に触らず（気道確保しないで）胸と腹の動きを見ることと、頸動脈で脈拍が触れないことで心停止と判断します。

### 1　基本

#### (1)頭部後屈顎（あご）先挙上法

　頭と顎を思いっきり反らせる方法です。これが標準的な手技です。

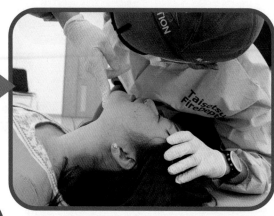

> **1**　一方の手で傷病者の額を押さえ、もう一方の手で顎先を引き上げて首を反らせます。

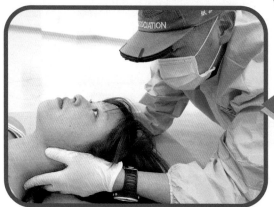

> **2**　これでも気道が開通しないのなら「スニッフィングポジション（匂いを嗅ぐ姿勢（Sniff：嗅ぐ、position：姿勢））」「顔を横に向ける」などを行います*。
> ＊Anaesthesist 2006 Feb;55(2):164-70

#### (2)下顎挙上法

　首の骨（頸椎）の動きが少ない*ことから、交通事故など頸椎損傷が疑われる状況（頭頸部に外傷があるなど）で用います。気道確保の効果は(1)頭部後屈顎先挙上法に劣ります。

＊Spine J 2014Apr;14(4):609-14

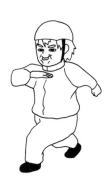

> **3**　イメージは故・志村けんさんの「アイーン」です。下顎を前に出し受け口にします。矢印は下顎角です。

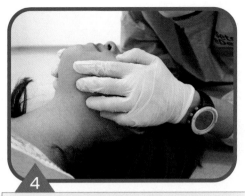

**4** 両手で行うときは親指で傷病者の口を開けるようにしながら、他の指で下顎角を持ち上げます。

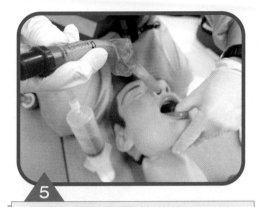

**5** 口が開いているので、上気道デバイスの挿入時間を短くできる利点もあります*。
*.J Anesth 2020 Aug:34(4):512-8

## 2　コツとポイント

頭部後屈顎先挙上法のコツは、<u>思い切り顔を反らせることです</u>。簡単なので、一般市民講習ではこの方法だけを教えます。

**6**

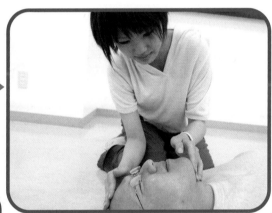

**7** <u>下顎挙上法のコツは、下顎をしっかり前（傷病者の鼻先の方向）へ引き上げること</u>です。慣れれば下顎角にかけた小指だけで引き上げることができます。

頭部後屈顎先挙上＋下顎挙上＋開口をいっぺんに行えば、さらに気道開通を期待できます。トリプル(triple:三つ)マニューバー(maneuver:策略) といいます。

**8**

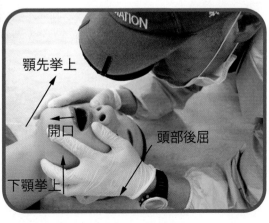

顎先挙上

開口

下顎挙上

頭部後屈

**3　理解するために**

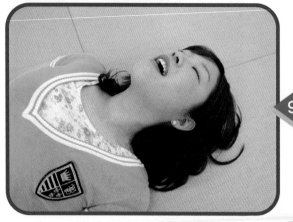

9

突然心臓が止まると、その直後に「死戦期呼吸」と呼ばれる、しゃくりあげるような、ぱくぱくして首を振るような動きが出現します。その率は目撃のある卒倒なら傷病者の55％にも上ります＊。動くだけで肺に空気は入りません。
＊Ann Emerg Med 1992 Dec;21(12):1464-7

心停止の20％は死戦期呼吸のため放置されます＊。
一般市民には、ビデオや展示によって死戦期呼吸を見せることが早期の心肺蘇生着手につながります＊＊。
＊Curr Opin Crit Care 2006 Jun;12(3):204-6
＊＊BMC Emerg Med 2021 Oct9;21(1):114

10

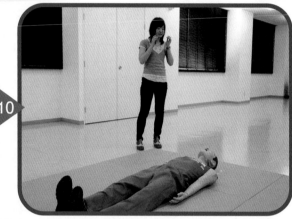

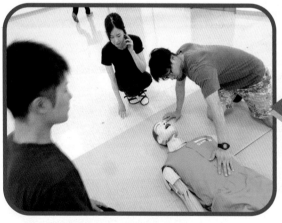

11

通信指令員は119番の向こう側の死戦期呼吸を見破る必要があります。呼吸状態の聴取が困難なら傷病者の全身状態(動いている・話している)を聞き、通報者に呼吸数を数えさせましょう＊。死戦期呼吸がない傷病者に比べ死戦期呼吸のある傷病者は助かる確率が5倍もあります＊＊。
＊通信指令員の救急に係る教育テキスト追補版
　2017年3月p34
＊＊Circulation 2008 Dec 9;118(24):2550-4

# 第４章　マウスツーマウス

　病院前救護で、思春期まで（おおよそ中学生以下）の小児呼吸停止患者に対して、技術と意思を持った一般市民が行う手技です。

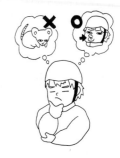

## 1　基本

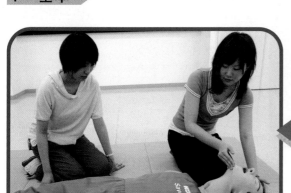

> 1　頭部後屈顎先挙上法で気道確保します。

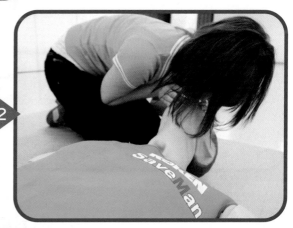

> 2　傷病者の鼻をつまみ、口を大きく開いて傷病者の口を覆って密着させて、息を吹き込みます。吹き込みの時間は<u>1秒</u>、吹き込み量は<u>傷病者の胸がちょっとだけ上がる程度</u>です。

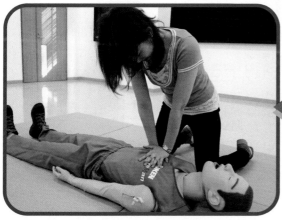

> 3　２回吹き込んだら胸骨圧迫を30回。これを続けます。

## 2　コツとポイント

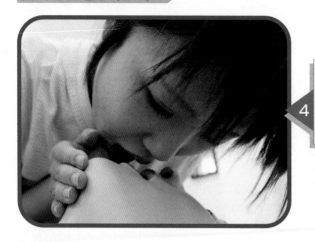

4　息の吹き込みすぎは厳禁です。一般市民は加減が分からず思いっ切り息を吹き込んでしまうので、講習時にはしっかり教えましょう。

## 3　理解するために

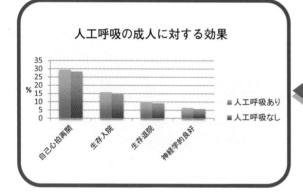

人工呼吸の成人に対する効果

5　思春期から（おおよそ高校1年生以降）後の人にはマウスツーマウスは行いません。マウスツーマウスをしてもしなくても結果は変わらないからです*。
＊Bielski K: Cardiol J 2021 Oct 8, doi:
　10.5603/CJ.a2021.0115. Online ahead of
　print

これに対して<u>思春期までの小児では、マウスツーマウスを行った方が予後が改善します</u>*。このグラフでは、人工呼吸を行った方がよいのは1歳から11歳までとなっています。
＊J Am Coll Cardiol 2021 Sep 7;78(10):
　1042-52

6

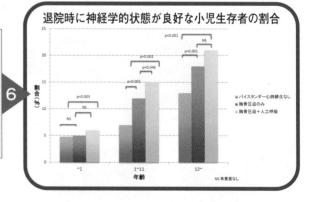

退院時に神経学的状態が良好な小児生存者の割合

## 第5章　バッグバルブマスク

　人工呼吸を効率よく行う道具がバッグバルブマスクです。名称どおり、ふいご（bag）→一方向弁（valve）→マスク（mask）の順に空気が流れます。
　JRC蘇生ガイドライン2020, p58によると、バッグバルブマスクと気管挿管では生存退院率・神経学的良好な患者率の両方に差を認めなかったとしています。

### 1　基本

## (1)マスク

　マスクは覆いかぶせるものではなく、気道確保した手のひらに添えるものです。覆いかぶせると気道が通らなくなります。

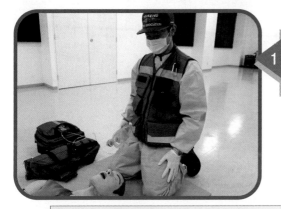

**1** 傷病者の頭側に片膝を立てて座るか正座します。傷病者の頭と自分の膝頭の距離は拳1〜2個とします。

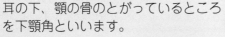

耳の下、顎の骨のとがっているところを下顎角といいます。**2**

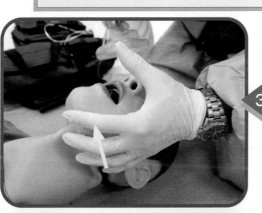

**3** 下顎角を小指で触れ、耳介の方に滑らせて固定します。<u>小指に力を入れて手首を返し顎を引き上げると</u>下顎が持ち上がって口が開きます。

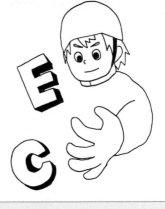

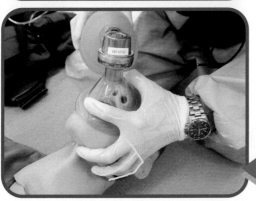

**4** そのままマスクを添えます。これを<u>EC法</u>と呼びます。

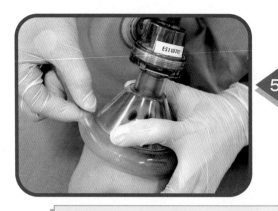

5 　息が漏れるのは指先側なので、あらかじめ指先側のゴムをめくるように広げて傷病者の頬と密着しやすいようにする人もいます。

マスク持ちとバッグ操作を二人で分担する場合は、両手親指の付け根（母指球）でマスクを顔に密着させ、残りの指で気道確保をします。これを母指球法と呼びます。気道確保・マスクの密着ともEC法に比べ容易になります。　6

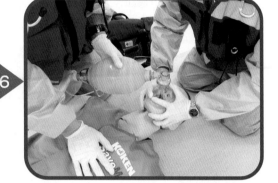

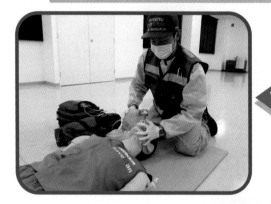

7 　傷病者の胸を見ながら、胸が少し上がる程度の空気を1秒間かけて吹き込みます。嘔吐などがないか、時々はプラスチック部分を通じてマスク内も観察しましょう。

## (2)バッグ

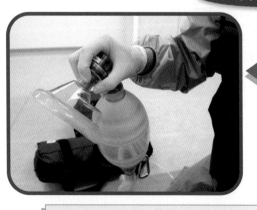

8 　持ち上げるときはバッグとマスクの接続（一方向弁）を持ちます。安定して持てますしマスクの落下を防ぐこともできます。

リザーバーはあらかじめ膨らませておきます。しぼんだままにしておくと酸素はリザーバーに入らずに出てきます。これは風船の膨らまし始めに最も力が要るのと同じで、しぼんでいては酸素の圧力だけでは膨らまないためです。　9

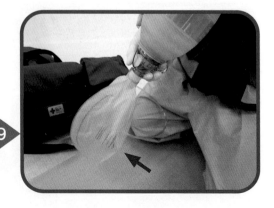

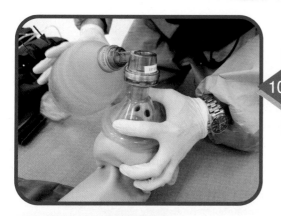

10　バッグは鳥のくちばしのように指を伸ばしてもみます。爪を立てると指先を痛めますし、思ったより多く送気してしまいます。

## 2　コツとポイント

### (1)マスクからの空気漏れ対策

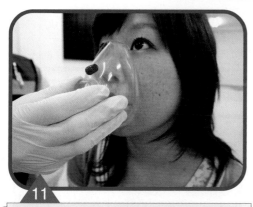

11　(a)マスクを小さいものに換えます。小さいとマスクを持つ力が少なくてすみます。

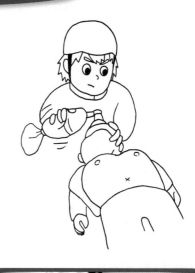

(b)頬のこけた人用に開発されたマスクにします。

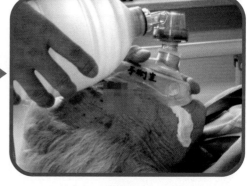

12

13　(c)傷病者の口の中、頬と歯茎のあいだにガーゼを入れて膨らませます。ガーゼが喉に落ちていかないように端を口から出しておきます。

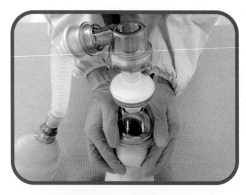

14 (d)母指球法でマスクを保持します。

## (2)顔を横にすると疲れない

首にけがをしている傷病者には使えない
ので注意してください。

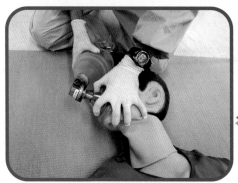

15 長時間の搬送では顔を横にしましょ
う。手首が伸びて楽になりますし、舌
の根元も持ち上がって気道も通ります。

## (3)頭部固定

首のけがが疑われる傷病者では、傷病
者の頭を自分の膝で挟むと頭部の固定
ができます。 16

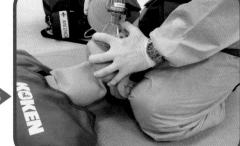

## 3　理解するために

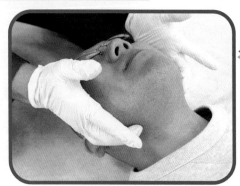

17 マスクからの空気漏れは気道が開通し
ていないのが最大の原因です。気道が
通ってさえいれば、たとえ半分空気が
漏れたとしても問題ありません。どう
しても気道確保が難しい場合はエアウ
エイ（P.27）の使用を考えます。

空気が入らないときに力ずくでバッグ
を押すと、空気は食道を通って胃にも
入ります。写真で胃が膨らんでいるの
はそのためです。きちんと気道確保を
すること、送気は胸が上がる程度に
ゆっくり行うことを心掛けましょう。 18

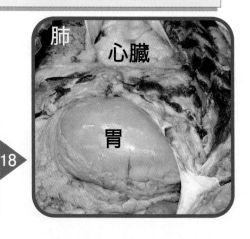

肺　心臓　胃

## 第6章　エアウエイ

　いろいろ気道確保を試してもうまくいかないときにはエアウエイ挿入を考えましょう。口からと鼻からの二つのタイプがあります。

### 1　基本

左は鼻咽頭エアウエイ。細い管です。右が口咽頭エアウエイ。曲がっている部分には舌が乗ります。

**1**

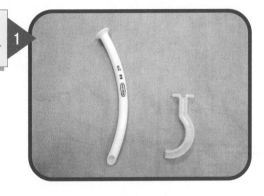

### (1)口咽頭エアウエイ

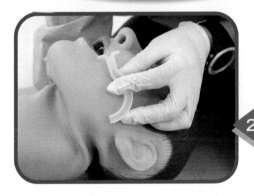

サイズを決めます。口角に根元を当てて、下顎角に先端が来るサイズを選びます。男性は1～2号、女性は2～3号です。

**2**

口を大きく開けます。下顎側に凸になるようにエアウエイを持ち、真っすぐ押し込んでいきます。

**3**

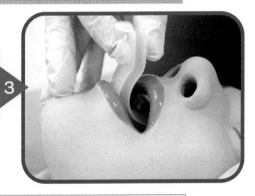

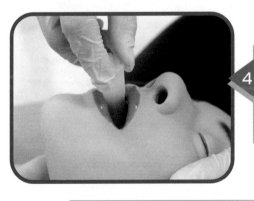

それ以上入らなくなったら180度ねじって反転させます。このときエアウエイを引っ張り気味にして、湾曲に舌を乗せます。必要なら「下顎挙上法（p.18）」で舌の根元を引き上げエアウエイを入れます。

**4**

最後にぐいと押し付けて完了です。手を離すといくらか戻ってきます。入れたのに気道が通らないときはサイズを変えます。

**5**

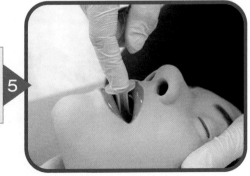

## (2)鼻咽頭エアウエイ

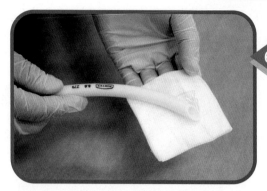

6 男性は7㎜、女性は6㎜を選びます。潤滑剤を先端に塗ります。

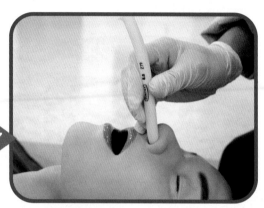

7 顔に直角にスーッと入れます。「息を聞きながらゆっくり入れる」必要はありません。斜めの切り口の方向を気にする必要もありません。入れづらいときは鼻先を持ち上げます。

8 抵抗があるときはゆっくりねじりながら入れます。それでも抵抗があるなら逆の鼻の穴から入れます。

9 根元まで入ったら息が通るか、耳を近づけるか人工呼吸をして確かめます。息が通らないときは深すぎるのがほとんどです。少し引き抜いてまた確かめます。

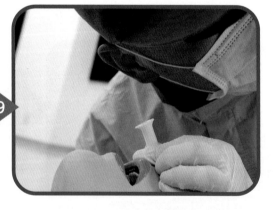

10 いい深さが見つかったら安全ピンを刺して鼻の中に落ち込まないようにします。

## 2 コツとポイント

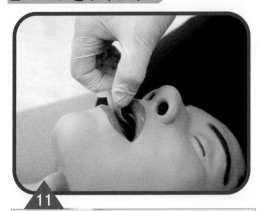

**11**
口咽頭エアウエイは口に入れて回した直後に、舌を乗せるために前後左右にエアウエイを振ってから入れると気道が通りやすくなります。

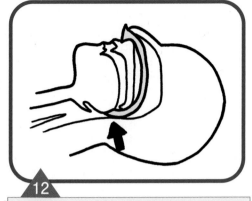

**12**
鼻咽頭エアウエイを抜き差ししてもうまく換気できないときは、先端がどこかに当たっている可能性があります。エアウエイを90度ねじると通るようになります。

## 3 理解するために

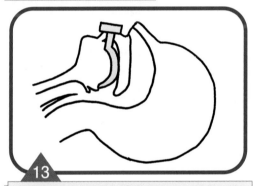

**13**
口咽頭エアウエイでは、ぱっと気道が通ることはあまり多くありません。エアウエイの先端が舌の根元や喉頭蓋で塞がれることがあるからです。気道確保と同じく下顎を引き上げることで開通します*。
*Br J Anaesth 1991 Nov;67(5):517-23

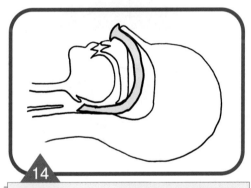

**14**
鼻咽頭エアウエイは簡単に舌の根元を越えていくので、入りさえすれば気道確保に絶大な効果を発揮します。

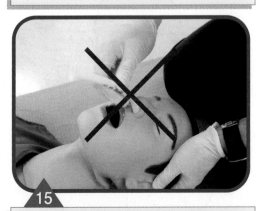

**15**
初心者は、鼻咽頭エアウエイを鼻筋に沿って入れたがりますが、間違いです。

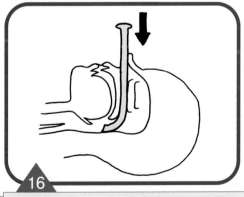

**16**
鼻咽頭エアウエイは下鼻道という空間を通ります。正常人では鼻の頭を引き上げる（ブタの鼻のようにする）と真っすぐ奥が見えます。鼻咽頭エアウエイも鼻先を引き上げて真っすぐ押し込むと入ります。

効果確実の鼻咽頭エアウエイですが、30％の傷病者で鼻血が出ます＊。この割合は医者でも看護師でも変わらない＊＊ので、結局は運なのでしょう。鼻の穴の大きい方とか鼻の中を覗いてからとかいわれますが、根拠はないようです。無理をしないことが鼻血への一番の対策です。

＊Anaesthesia 1993 Jul;48(7):575-80
＊＊Changgeng Yi Xue Za Zhi 1999 Dec;22(4):593-7

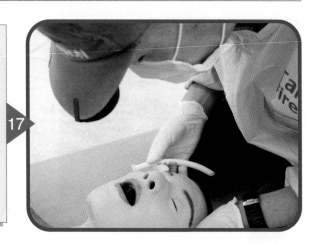

17

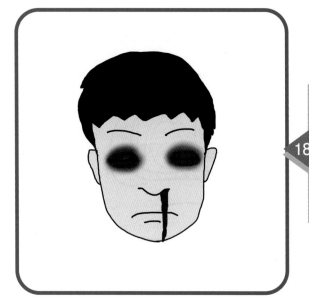

また、鼻咽頭エアウエイは頭蓋底骨折の傷病者では使えません。
鼻の中をつつくことで脳にばい菌を押し込む可能性があるからです。実際に頭の中に鼻咽頭エアウエイが入ってしまった例＊もあります。注意しましょう。

＊J Trauma 2000 Nov;49(5):967-8

18

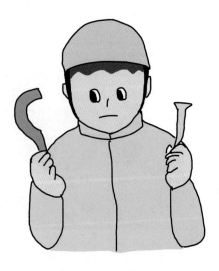

# 第7章　上気道エアウエイ

　口から入れる気道確保器具の中で送気部分が声門より上にある器具を上気道エアウエイといいます。救急隊が使用するのはほぼ全例がラリンゲアル（Laryngeal:喉頭の）チューブ(tube:管）です。食道に管を入れるのがためらわれるか、使用に慣れている場合だけラリンゲアルマスクが選ばれます。

## 1　基本

### (1)ラリンゲアルチューブ

　食道を閉鎖して空気を喉頭から気管へ送り込む器具です。スミウエイWBも同じ構造です。

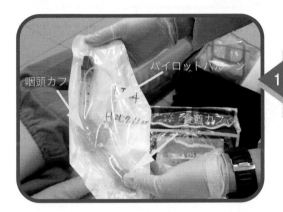

**1** ラリンゲアルチューブの名称。食道カフ（小カフ）、咽頭カフ（大カフ）、パイロットバルーン

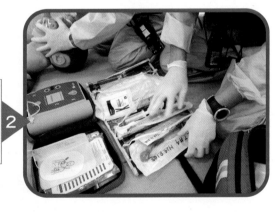

**2** チューブのサイズを選択。小柄な女性（155cm未満）は＃3を、普通の成人は＃4を選びます。（＃：シャープ。「番号」という意味）

**3** 滅菌期限を確認し、期間内なら清潔操作で開封します。

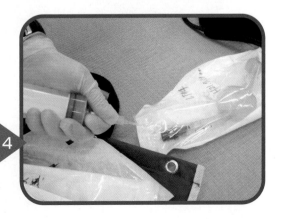

**4** カフに空気を入れます。大きなカフと小さなカフが一緒に膨らみます。

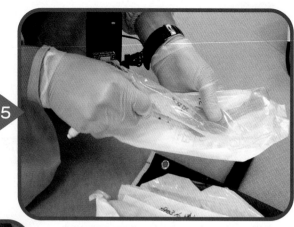

カフを押して空気が漏れないか調べます。清潔操作として<u>ビニールの上から</u>カフを押します。空気漏れがなければ空気を完全に抜きます。

**5**

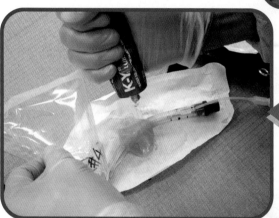

**6**

<u>少しだけ潤滑剤を塗ります</u>。人形と違い傷病者では塗らなくても入ります。塗りすぎると呼吸やチューブ固定の邪魔になります。

挿入担当者は傷病者の頭側に位置し、下顎と舌を引き上げます。

**7**

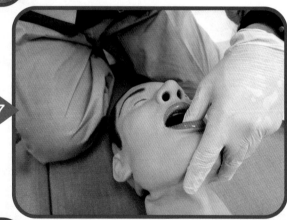

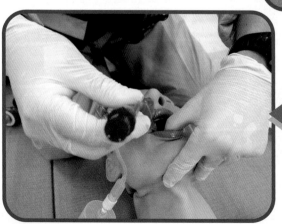

**8**

硬口蓋（舌の上に当たる骨のこと）の湾曲に<u>沿って</u>チューブを入れます。真っすぐに入れると舌を巻き込んで入りづらくなります。

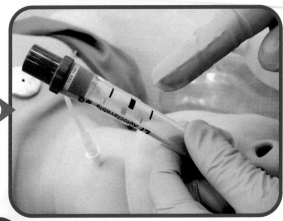

チューブに書いてある太線が傷病者の前歯に当たるまでチューブを進めます。前歯がないときは歯茎で深さを決めます。太線の上下の細線は「この範囲ならOK」を示しています。 **9**

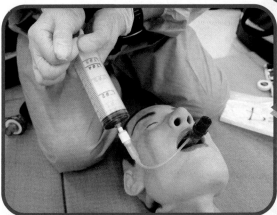

チューブに付属の注射器で空気を入れます。指定どおり入れれば適正圧の60mmHgです。 **10**

換気確認します。換気できない場合はチューブを引き抜いて、もう一度医師の指示を仰ぎます。
２回目でも換気できないならあきらめて違う方法で換気を試みます（が実際にはほぼ100％で換気可能です。）。 **11**

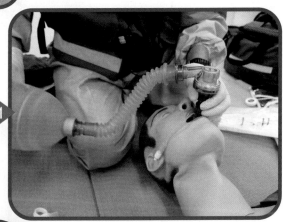

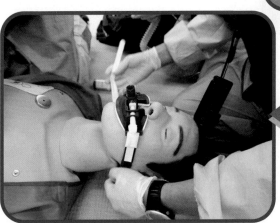

固定具で固定します。 **12**

## (2)ラリンゲアルマスク

喉頭を覆って空気を気管へ送り込む器具です。i-gelも同様の
構造です。

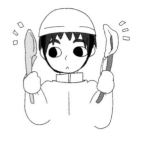

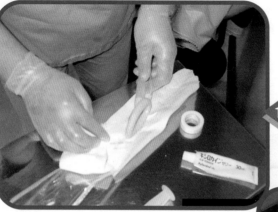

**13** ラリンゲアルマスクの入れ方やコツは
ラリンゲアルチューブと同じです。潤
滑剤は少量だけにします。

首を反らせて硬口蓋にマスクを押し付
けながら入れていきます。もう入らな
いところまで入れたら手を離します。 **14**

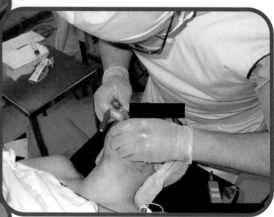

**15** 空気を入れるとチューブが浮き上がっ
てきます。固定して換気を確認します。

換気できないときは、空気をさらに入
れる・空気を抜く・深さを調整する、
のいずれかを試します。 **16**
2回入れても換気できないときはあき
らめてバッグバルブマスクにします。

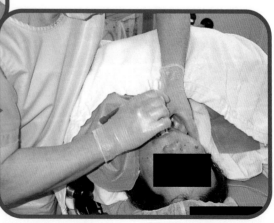

## 2　コツとポイント

### (1)ラリンゲアルチューブ

舌を一緒に押し込まない限り誰でも簡単に入れることができます。全例で換気も可能です。

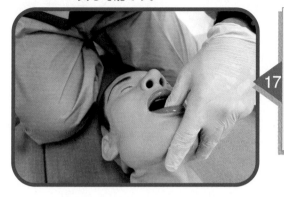

**17**　気管チューブ以外のチューブ類は「頭部後屈顎先挙上法」のまま入れると簡単に入ります*。
これは舌の付け根が引き上げられて塞ぐものがなくなっているためです。十分に首を反らせば傷病者の口が勝手に開くのも有利です。
＊気管挿管と同じく、匂いを嗅ぐ姿勢を勧める人もいます。

**18**　チューブは硬口蓋に押し付けながら滑らせるとさらに入りやすくなります。舌をよけてチューブが進むからです。

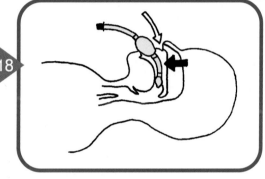

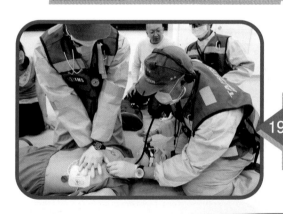

**19**　空気漏れは通常ほとんどありません。空気漏れがあってもバッグを押して胸が上がるようならそのまま換気を続けます。

### (2)ラリンゲアルマスク

特許切れによりいくつもの種類が出ています。ここではラリンゲアルマスク"classic"を扱います。チューブに強い湾曲がある"spreme"ではねじることはできません。

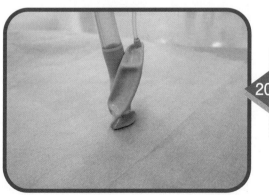

**20**　入らないのは先がめくれてしまうためです。空気は全部抜くとかえって入りづらくなります。規定量の半分から全部をあらかじめ入れておくと先がめくれることなく簡単に入ります。

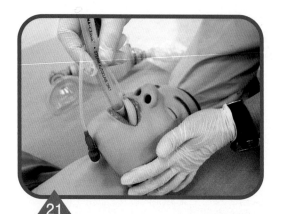

**21**

空気をあらかじめ入れた場合には、口咽頭エアウエイと同じ入れ方になります。まずはラリンゲアルマスクの換気側（凹側）を自分の方に向けて入るところまで入れます。

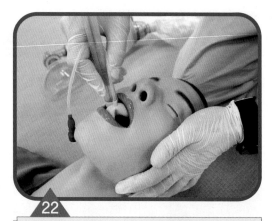

**22**

突き当たったら180度ねじりながら奥に押し込みます。

## 3　理解するために

上気道エアウエイの比較

| | 仕組み | 商品名 | 利点 | 欠点 |
|---|---|---|---|---|
| 食道閉鎖型 | 咽頭と食道をカフで閉鎖し空気を気管に送り込む | ラリンゲルチューブ・スミウエイWB | 挿入が容易 | 食道疾患があれば使えない |
| 喉頭閉鎖型 | 喉頭を包み込んで空気を気管に送り込む | ラリンゲルマスク・i-gel | 食道癌や食道静脈瘤があっても使用可能 | 挿入にコツが必要 |

**23**

上気道エアウエイは2種類に分かれます。それぞれの特徴を表にまとめました。

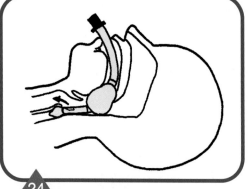

**24**

ラリンゲアルチューブ。咽頭カフが口側を塞ぎ、食道カフが食道側を塞ぎます。バッグから送られた空気は食道へも口へも行けず、唯一残された気管へ空気が流れるので換気ができます。

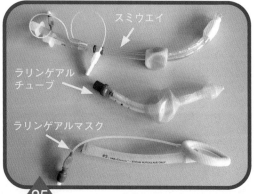

スミウエイ

ラリンゲアルチューブ

ラリンゲアルマスク

**25**

ラリンゲアルチューブの最大の利点は挿入が容易であることです。ラリンゲアルマスクに比べて単純な形をしていること、スミウエイWBに比べて食道に深く入らないことがその理由です。

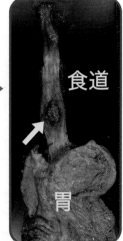

食道に先端を突っ込むので、食道に病気がある傷病者には使えません。写真の矢印は食道癌を示します。
挿入前に可能なら家族に確認を取ります。

26

食道

胃

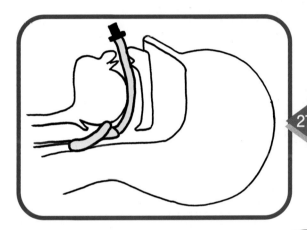

ラリンゲアルマスクは手のひらのようなマスクが気管の入り口を覆うことにより換気をします。食道へは先端が少し入るだけなので、食道に病気があっても使えます。

27

ラリンゲアルチューブはラリンゲアルマスクに比べて一度で挿入に成功する割合が高く、挿入にかかる時間も短く済みます。挿入を試みた回数は平均でラリンゲアルチューブは1回、ラリンゲアルマスクは2回でした*。
＊Med J Armed Forces India 2021 Jan;77
　（1）:86-91

28

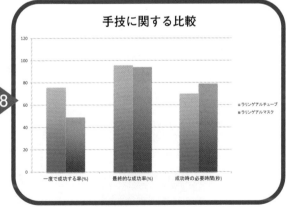

手技に関する比較

一度で成功する率(%)　最終的な成功率(%)　成功時の必要時間(秒)

■ラリンゲアルチューブ
■ラリンゲアルマスク

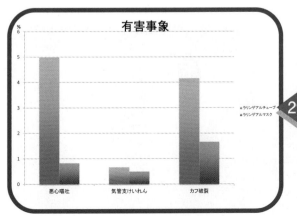

有害事象

悪心嘔吐　気管支けいれん　カフ破裂

■ラリンゲアルチューブ
■ラリンゲアルマスク

欠点として、手術患者の場合、ラリンゲアルチューブはラリンゲアルマスクに比べて悪心嘔吐・気管支けいれん・カフ破裂の割合が高くなります*。これは長い先端を盲目的に奥に押し入れることが原因です。現場では問題になることはありませんが、このような欠点があることは覚えておきましょう。
＊Med J Armed Forces India 2021 Jan;77
　（1）:86-91

29

## 第8章　気管挿管

　資格を持った救急救命士が、他の方法では気道確保が困難な心停止傷病者に対して行います。

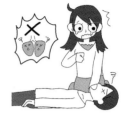

　難しいのは喉頭鏡を用いて喉頭を覗く「喉頭展開」です。喉頭展開不要のビデオ式喉頭鏡もあるものの、口や気管の異物を取り除くときにも喉頭展開しますので、喉頭鏡の手技は覚えておく必要があります。

　気管挿管の蘇生効果はマスク換気と同等ですが、ラリンゲアルチューブに比べて劣ります*ので、限られた症例についてだけ気管挿管を試みます。
＊JRC蘇生ガイドライン2020, p58-60

### 1　基本

## （1）通常の喉頭鏡による気管挿管

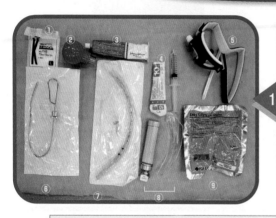

気管挿管に必要な資器材一式
①滅菌ガーゼ
②エアウエイチェッカー
③潤滑剤
④注射器10mL
⑤固定用器具
⑥スタイレット
⑦気管内チューブ
⑧喉頭鏡
⑨イージーキャップⅡ

**1**

喉頭鏡の名称。持つところをハンドル（handle）、口に入れるところをブレード（blade）といいます。電球はハンドルに付いていて、光はブレードを通じてブレードの先端から出てきます。

**2**

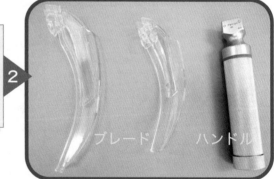

ブレード　　　　　ハンドル

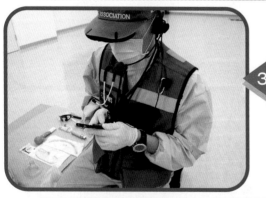

医師から具体的指示をもらいます。他の隊員は物品の準備をします。

**3**

ブレードにハンドルを取り付け、光るかどうかを確認します。ブレードは男女とも#4を選びますが、女性では#3を選ぶ人もいます。光らない場合は電池切れと電球のゆるみを確認します。

**4**

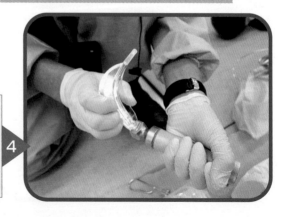

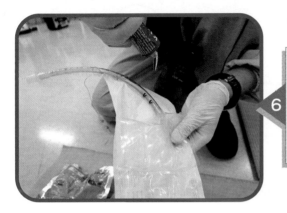

気管内チューブを選びます。チューブは成人男性では内径(ID)7.5～8.5mm、成人女性では7～8mmを選択します。実際には男女とも統一して7.5mmか8mmでかまいません。 **5**

**6** 滅菌期限を確認して清潔操作で開封します。
潤滑剤を塗ります。カフに空気を入れて、空気漏れがないか確認します。
カフを押す場合はビニールの上から触るようにします。

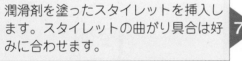

潤滑剤を塗ったスタイレットを挿入します。スタイレットの曲がり具合は好みに合わせます。 **7**

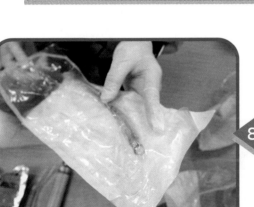

**8** スタイレットの先端はチューブから飛び出さないようにします。

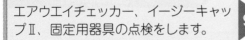

エアウエイチェッカー、イージーキャップⅡ、固定用器具の点検をします。 **9**

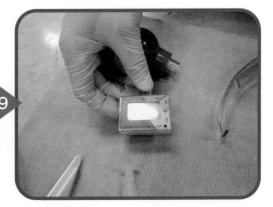

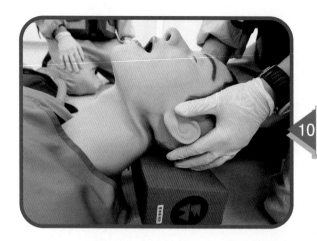

10 傷病者の頭に枕を入れて頭を高くし、軽く後屈し下顎を挙上します。

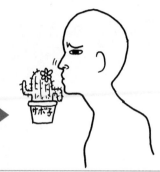

11 スニッフィングポジションをとる。

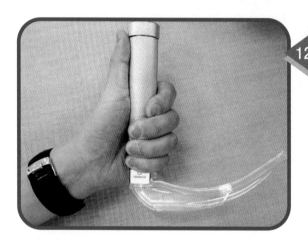

12 ハンドルは左手で握ります。ハンドルとブレードのつなぎ目を持って、親指はハンドルの真上に置きます。

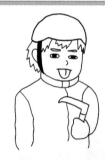

13 指交差法で口を開きます。

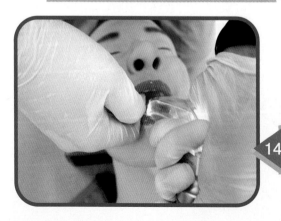

14 ブレードは傷病者の右端から入れます。

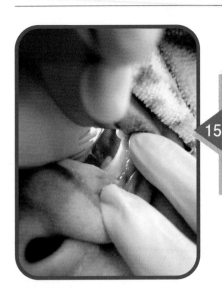

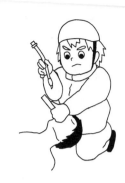

15 そのままブレードを進め、舌を左側に完全に寄せ、さらに挿入します。
異物が見えたらマギール鉗子でつまみ、唾液が多いときは吸引します。

平たくて半円形のものが見えてきます。それが喉頭蓋です。そのままブレードの先端を喉頭蓋の根元に進めます。ハンドルの軸方向、向こう側に押しやるように力をかけると喉頭蓋が持ち上がって声帯が見えます。 16

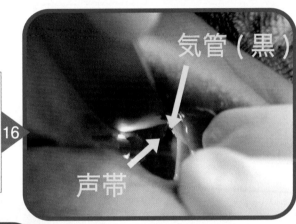

気管（黒）

声帯

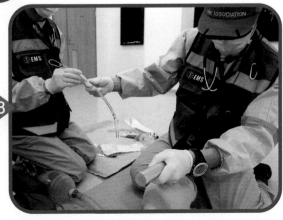

のど仏を
右耳に近づける

17 なおも声帯が見えづらいときは甲状軟骨（喉仏）を傷病者の右耳方向に押し付けると見えやすくなります。BURP法（背側Backward、頭側Upward、右側Rightward、圧力Pressure）といいます。

声帯を確認したら隊員から気管チューブを受け取ります。目は声帯を見つめたまま手だけ出し、隊員がその手にチューブを渡します。鉛筆を持つようにチューブを持ちます。 18

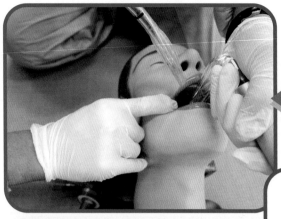

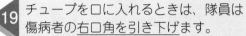
19 チューブを口に入れるときは、隊員は
傷病者の右口角を引き下げます。

20 チューブは右口角を頂点に円を描くよ
うに進めます。ブレードに沿って
チューブを進めるとチューブが邪魔で
声帯が見えなくなります。

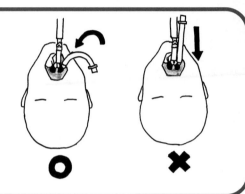

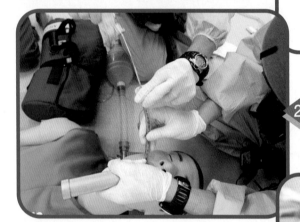

21 カフが声帯を通過する直前でいったん
止めて、隊員にスタイレットを抜かせ
ます。このときチューブが一緒に抜け
てこないようにチューブをしっかり持
ちます。

22 意図した深さまでチューブを入れます。
通常はカフが見えなくなってから2cmで
す。チューブに挿入リングが付いてい
る場合はそれが見えなくなったら止め
ます。

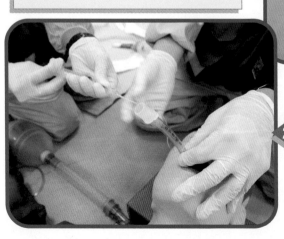

23 隊員はカフに空気を10mL入れ、その
後パイロットバルーンが小さくならな
いか確認します。

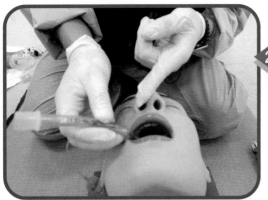

24 ゆっくり喉頭鏡を引き抜きます。チューブは口角でしっかり保持します。チューブの入っている長さ（深さ）を読み上げます。「深さ口角で22cmです。」

25 バッグバルブマスクに接続します。きちんと気管に入っていればチューブの内側が水蒸気で曇ってきます。胸骨圧迫を中断し、左右前胸部の音を聞きます。音の大きさに左右差があるようならチューブの入れすぎです。深さを再確認します。

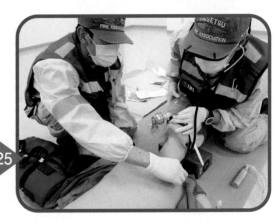

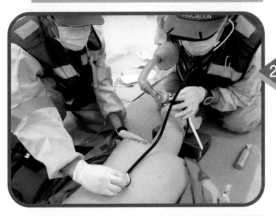

26 胃の音を確認することもあります。確認する場所はメディカルコントロール（MC）で指定されますので従います。音を聞き終わったらすぐ胸骨圧迫を再開します。

27 固定用器具をかませます。もう一度チューブの深さを読み上げます。「深さ口角で22cmです。」深さが変わらないようなら固定具のねじを締めます。

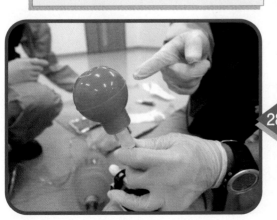

28 換気の二次確認。エアウエイチェッカーを付けてバルーンを押します。バルーンがすぐ膨らめば気管に入っています。4秒経っても膨らまないときは食道に入っています。
次にイージーキャップⅡを付け、色が紫から黄色に変化することを確認します。

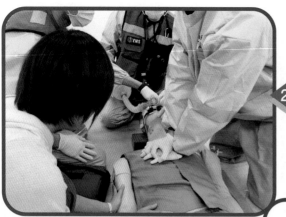

胸骨圧迫はずっと続けます。中断するのは挿管終了後の換気確認のときだけです。喉頭鏡で口の中を覗いているときも胸骨圧迫は続けます。
喉頭展開と挿管手技は2回までです。2回失敗したらあきらめて他の方法で人工呼吸します。

29

携帯用の呼気二酸化炭素モニター（カプノグラフィー）があれば接続して、ちゃんと二酸化炭素が検出できる（＝気管チューブが肺に入っている）ことを確認します。

30

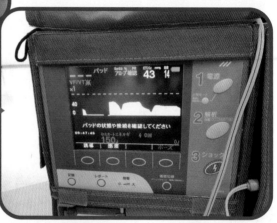

## (2)ビデオ喉頭鏡による気管挿管

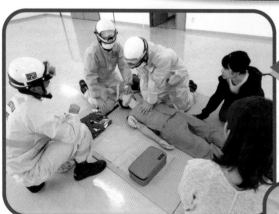

ビデオ喉頭鏡はいくつもの種類があるので、所属のものの使用方法を確認しておきましょう。今回提示するのは日本光電「エアウエイスコープ」です。

31

電源を入れ正常に作動するか確認します。

32

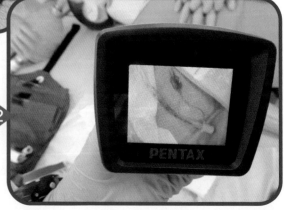

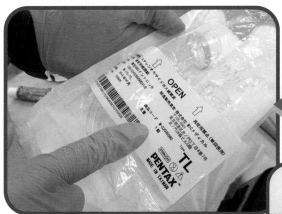

33 傷病者の口に入る部分「イントロック」は1回きりの使い捨てです。滅菌期限を確認します。

イントロックを本体と接続します。本体のファイバー部分はイントロックの中に収まります。 34

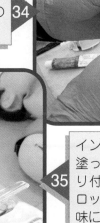

35 イントロックの側面の溝に潤滑剤を塗った内径8mmの気管チューブを取り付けます。チューブの先はイントロックの先端とそろえるかやや引き気味にします。

気管チューブのパイロットバルーンを本体とチューブの間に挟み込み準備完了です。 36

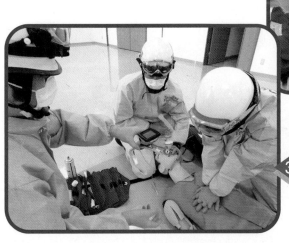

37 準備ができたら、挿管実施者がすぐ挿管に移れるように実施者の右側から手渡します。

挿管操作開始。喉頭鏡を用いるときとは異なり、正中線上でチューブを口に入れていきます。 38

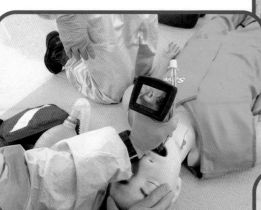

チューブをそのまま進めると声門が見えてきます。 39

ターゲットマークの中心に気管を合わせます。 40

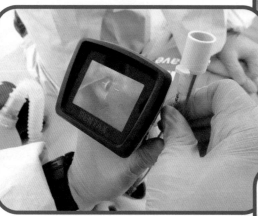

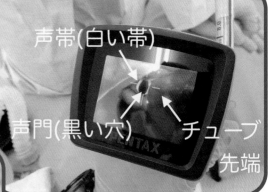

声帯(白い帯)

声門(黒い穴)　チューブ
　　　　　　　　　先端

右手でチューブを持ち、ゆっくりとチューブを押していきます。 41

チューブ先端が声門に入りました。そのまま押し続けます。 42

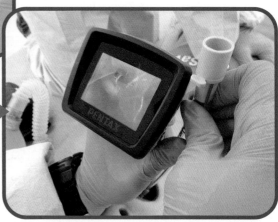

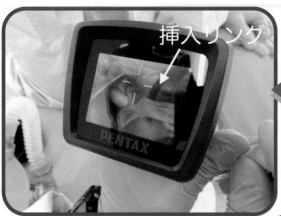

挿入リング

43 チューブの黒い挿入リングが見えなくなるまで挿入します。

チューブが動かないように右手を傷病者の頬にしっかりと固定します。イントロックからチューブを外しながら本体を抜きます。 44

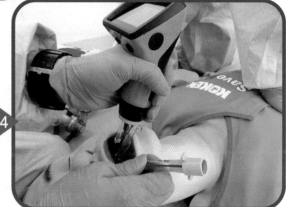

## 2　コツとポイント

45 最大のコツは「落ち着くこと」です。一連の動作の前に肩の力を抜き、手をぶらぶらさせましょう。

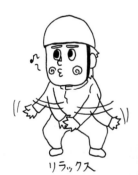

リラックス

第二のコツは「やめること」です。「救命士が挿管したから助かった」若しくは「救命士が挿管しないから死んだ」という例はありません。できないと思ったらやめましょう。 46

ポイ

無理。

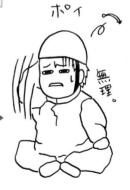

## (1)通常の喉頭鏡による気管挿管

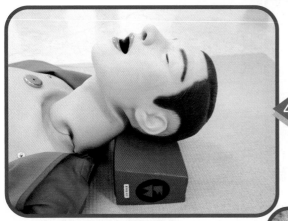

枕は高い方が喉頭がよく見えます。しかし高すぎるとハンドルが傷病者の胸に当たります。バックボードに付いてくるヘッドイモビライザーは、うなじ側を高くすればスニッフィングポジションにしてくれます。47

視野が狭いのは舌のよけ方が悪いからです。ハンドルを右側に倒しながらブレードを進めましょう。ブレードが壁となって舌をきれいに排除してくれます。喉頭蓋が見える位置になったら喉頭鏡を真っすぐ立てます。48

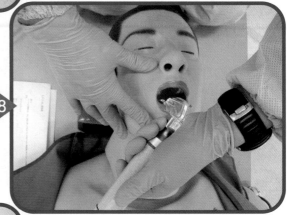

うまく見えないからといって手首を返す（こねる）と歯を折ります。ブレード全体をハンドルの長軸方向に引き上げるつもりで力をかけます。49

傷病者の口を覗き込んではいけません。気管チューブを渡されるときに声帯から視線が離れますし、手首をこねて歯を折る危険があります。50

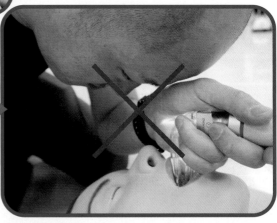

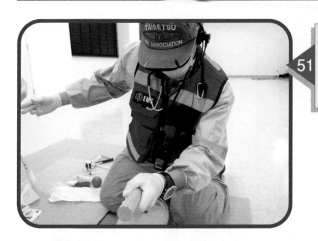

51 顔は傷病者から離しましょう。視野が広がりチューブの受け渡しなど他の隊員との連係もうまくいくようになります。

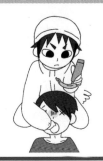

たまに目の前に「お尻の穴」のようなものが見えるときがあります。これは食道です。小柄な女性にブレードを入れすぎたときに見られます。
ブレードをゆっくり引き抜くと上から喉頭蓋がぺろんと落ちてきて声帯が見えるようになります。

52

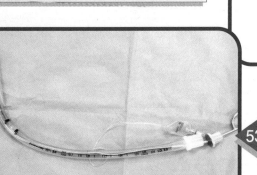

53 スタイレットは単純な円弧よりもＪ字型（ホッケースティック状）の方が有利です。これならコーマックグレード３（喉頭蓋しか見えない）でも挿管できますし、チューブ先が視野の妨げになることも少なくなります。

## (2)ビデオ喉頭鏡による気管挿管

ビデオ喉頭鏡では枕は不要です。マスク換気のポジションのままで声門が見えます。

54

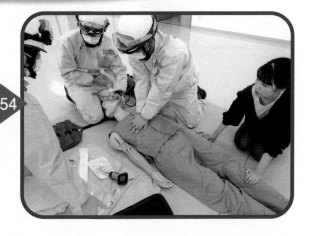

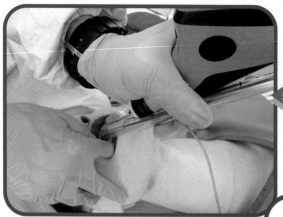

それでも見えにくいときには<u>頭部後屈顎先挙上</u>を行えば間違いなく見えてきます。

**55** 声門が見えにくいのは舌根がイントロックの先端を塞いでいるからなので、舌根を引き上げることで声門が見えてきます。

ビデオ喉頭鏡は血液や嘔吐物で見えなくなります。そのときには<u>通常の喉頭鏡に持ち替え</u>、必要な処置を行いましょう。

**56**

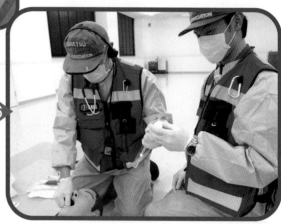

## 3　理解するために

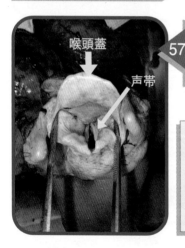

喉頭蓋

声帯

これが喉頭です。上に見える広くて大きいものが喉頭蓋、奥の白い2本の線が声帯です。

**57**

喉頭蓋の裏側には喉頭蓋が倒れないように支えるひも（靱帯）がついています。このひもをブレードの先端で押すことによって靱帯が突っ張って喉頭蓋が持ち上がります。

**58**

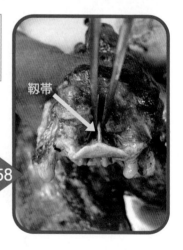

靱帯

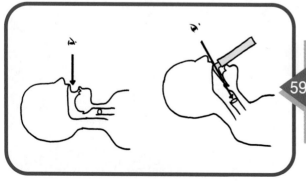

口を開けただけでは声帯は見えません。スニッフィングポジションで気管を持ち上げ、さらに喉頭鏡で余計な舌をよけることで直接声帯を見ることができます。

**59**

チューブを深く入れすぎるとチューブは<u>右の気管支に入り</u>、右肺だけ空気が行くようになります。これは左気管支に比べ右気管支の曲がりが緩いためです（写真は背中から見たところです。）。換気しても左胸は上がらず、呼吸音も右に比べて左は小さくなります。この場合はカフの空気を抜き、喉頭鏡で見ながらチューブをいい深さまで引き抜きます。

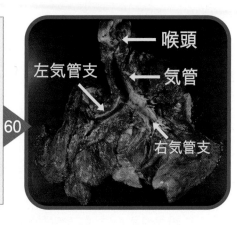

喉頭
左気管支
気管
右気管支

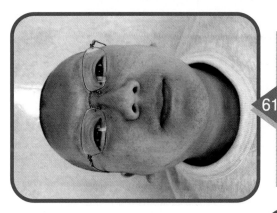

挿管の難しい傷病者は
・とても太っている
・首が小さい
・下顎が小さい
・男性は女性より難しい
このいずれかに当てはまる場合は、通常の喉頭鏡を使わずビデオ喉頭鏡を選択します。また、「挿管しない」のも立派な決断です。

気管挿管はマスク換気に比べて蘇生効果に優劣はありません。マスク換気に比べて有害事象の発生は少ないので*、長時間の搬送には考慮してもいいでしょう。
*JAMA 2018 Feb 27;319(8):779-87

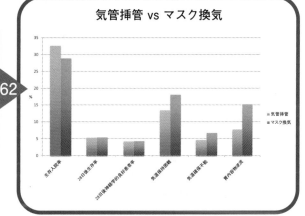

気管挿管 vs マスク換気

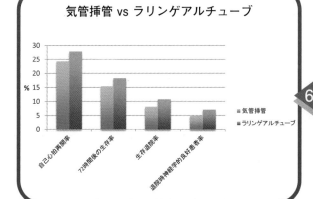

気管挿管 vs ラリンゲアルチューブ

しかし、気管挿管はラリンゲアルチューブに比べて自己心拍再開率・生存退院率・神経学的に良好な患者割合の全てにおいて<u>劣ります</u>*。
*JAMA 2018 Aug 28;320(8):769-77

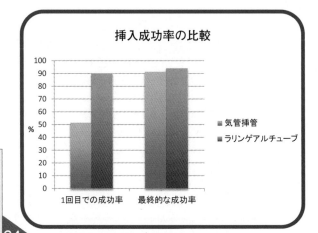

挿入成功率の比較

また、気管挿管はラリンゲアルチューブに比べて挿入成功率が低く\*. \*\*、挿入に時間がかかる\*\*\*ため、心肺蘇生の時間が増える\*\*\*\*ことが欠点です。

\*JAMA 2018 Aug 28;320(8);769-77
\*\*Resuscitation 2019 Jun; 139;314-20
\*\*\*Wien Klin Wochenschr. 2008;120(7-8):217-23.
\*\*\*\*Resuscitation. 2021 May;162:93-98

64

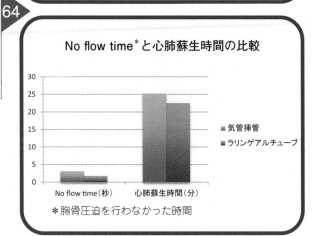

No flow time\*と心肺蘇生時間の比較

\*胸骨圧迫を行わなかった時間

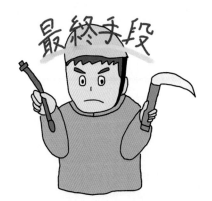

最終手段

65 気管チューブを傷病者の食道に入れたまま搬送すれば責任は免れません\*. \*\*。気管挿管は自分にも傷病者にも危険です。挿管が絶対必要な傷病者はごくまれですし、挿管したから助かった例もありません。気管挿管は避けるべき最後の手段です。

\*中日新聞2007/06/08
\*\*神戸新聞2020/01/28

# Ⅲ 循環の管理

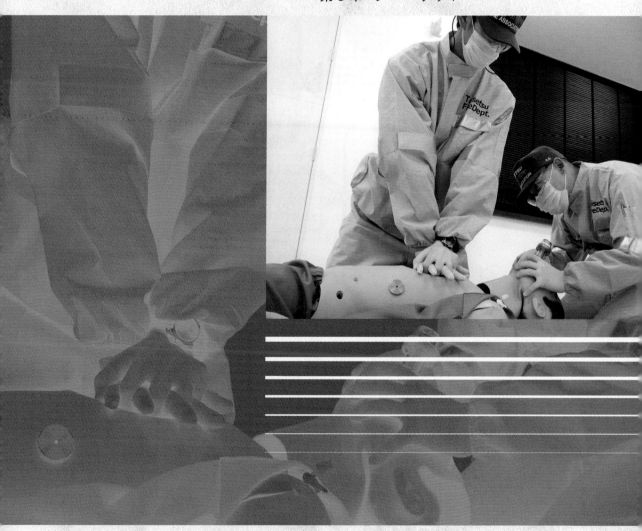

## 第1章　パルスオキシメータ

　日本生まれの、血中の酸素飽和度を測る器械です。指にはめるだけで酸素飽和度だけでなく脈拍数も不整脈も知ることができ、モニター付きなら大まかな血圧（循環動態）も知ることができる優れものです。

### 1　基本

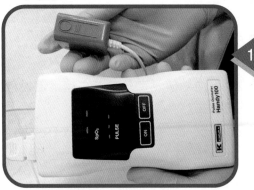

1　パルス（pulse：脈）オキシ（oxy：酸素）メータ（meter：測定器）。本体と指にはめるプローブ（probe：探る）からなります。

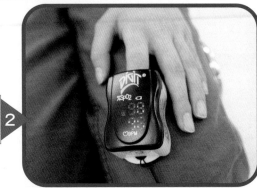

2　一体型のものもあります。

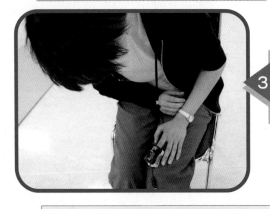

3　指にはめるとすぐに値が出てきます。正常値は96〜100％です。たばこを吸っている高齢者では94％を下回る人もいます。

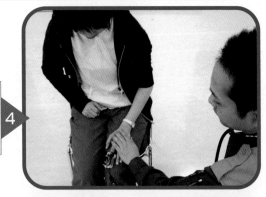

4　プローブは振動に弱いので指や手を動かさないようにします。長時間同じ指に付けると血の巡りが悪くなるので時々違う指に付け替えます。

### 2　コツとポイント

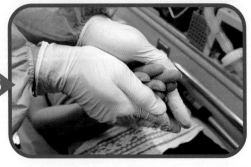

5　寒さや緊張で指の血の巡りが悪いと値が出ないときがあります。もう片方の手や足の指に付けるか、手を温めます。

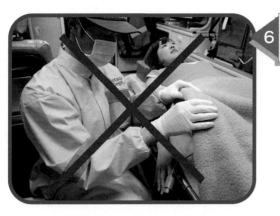

6　プローブは直射日光の下でもちゃんと値が出ます。遮光は不要です。

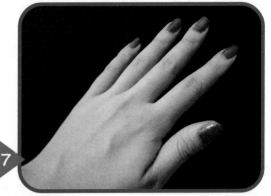

マニキュアや付け爪をしていても大丈夫です。　7

## 3　理解するために

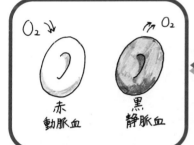

8　酸素飽和度の出し方。
赤血球中のヘモグロビンは酸素が付くと赤くなり、酸素が離れると黒くなります。光を当ててどれくらい赤いか調べれば、酸素が付いているヘモグロビンの割合が分かります。これが酸素飽和度です。<u>ただ単に色を見ていることに注意しましょう。</u>

脈波の出し方。
指先には赤い血を運ぶ動脈と黒い血を運ぶ静脈があります。動脈は拍動しているので流れたり止まったりします。静脈は拍動せずいつも流れています。光を当てて全体の赤みを測定し、同時に拍動していない部分の赤みを引けば、動脈の赤みだけが残ります。これが脈波のグラフです。　9

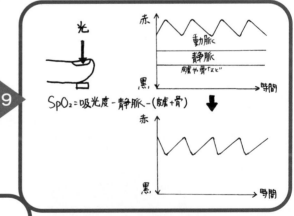

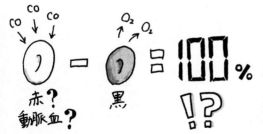

10　<u>一酸化炭素中毒ではパルスオキシメータは当てになりません。</u>一酸化炭素もヘモグロビンにくっついて赤くします。パルスオキシメータは色を見ているだけで、何がくっついて赤くなっているかは関係ないのです。

## 第2章　血圧計

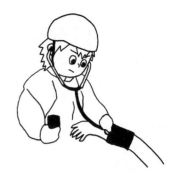

　血圧は循環評価の基本です。全例で血圧を測定します。
　ここでは基本である聴診法を取り上げます。現在は自動血圧計が主流ですが、自動血圧計は低血圧時や走行中では信頼性に欠けます。何より、資器材を使うのではなく、資器材に使われているような観察は危険です。傷病者に触れて、脈圧やリズムを感じての観察が重要です。

### 1　基本

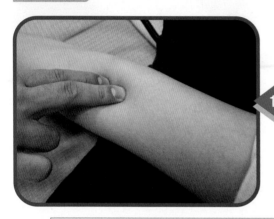

1　肘の内側でどこに動脈があるかあらかじめ確かめておきます。

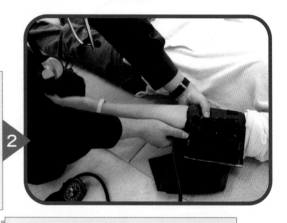

2　マンシェットを巻きます。マンシェットの幅は、巻く骨の長さの3分の2を目安にします。位置はマンシェットの下縁と肘の曲がる部分が1～2cm開くようにし、マンシェットからチューブが出る部分が先ほど触れた動脈に当たるようにします。

3　マンシェットは指が2本入る程度の余裕を持たせます。マンシェットの幅が広すぎたり強く巻きすぎると値は低くなり、幅が狭すぎたり緩すぎたりすると値は高くなります。

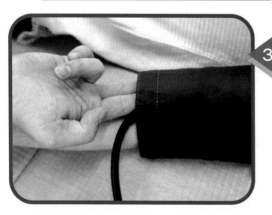

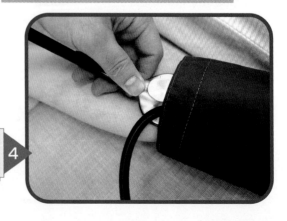

4　先ほど確かめた動脈に聴診器を当てて加圧します。

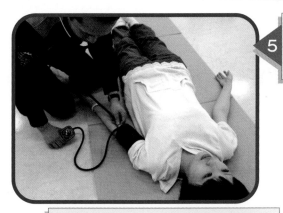

5　加圧していくと、音がして消えます。消えてからさらに20mmHg程度加圧します。

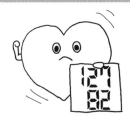

6　１秒間に２〜３mmHgずつゆっくり空気を抜きます。あまりにもゆっくりだと傷病者が痛がりますし、速すぎるとどこで音が出現・消失したか分からなくなります。最初に「トン」と音がしたところが収縮期血圧、音が消えたところが拡張期血圧です。

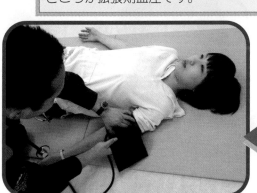

7　聞き取りづらいときはもう一度測定します。その場合は必ず空気を全て抜いてから再加圧します。空気を全部抜かないと静脈が流れずに腕が紫色になります。

## 2　コツとポイント

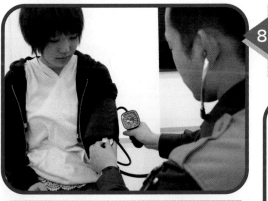

8　たくし上げた服がきついと動脈をつぶしてしまい値が低く出ます。その場合は服を脱がせるか服の上からマンシェットを巻きます。

9　マンシェットの幅や巻きのきつさ・緩さは測定値にほとんど影響を与えません*。ですので、細かいことを気にせず血圧を測りましょう。
*プレホスピタルケア 2003; 16（１通巻53）: 43-45

マンシェットと血圧

150
140
130
120
110
mmHg
100
90
80
70
60

最高血圧値

最低血圧値

NO1 NO2 NO3 NO3 NO3 NO4
きつく　ゆるく　標準

NO1 NO2 NO3 NO3 NO3 NO4
きつく　ゆるく　標準

○:平均値、エラーバーは標準誤差

どうしても音が聞こえない場合には次の三つの方法を試します。
**触診法**：動脈を指で触れながらマンシェットの空気を抜き、脈が初めて触れたところを収縮期血圧とします。聴診法より4～5mmHg低く出ます。

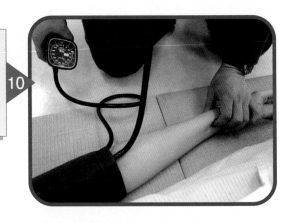

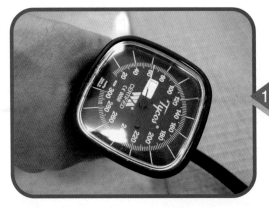

**針触れ法**：マンシェットを減圧しているとき、血圧計の針が振れ始めるところを収縮期血圧とする方法です。

**パルスオキシメータを用いた方法**：マンシェットを巻いた同じ腕の指にパルスオキシメータを付けて、減圧したときにパルスオキシメータの波が出てきたときを収縮期血圧とする方法です。聴診法より10～20％低い値が出ます。

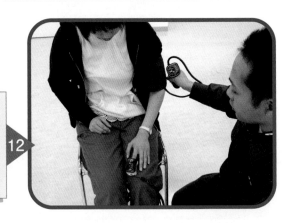

あまりにも低い値が出るときは、傷病者がじっとしていないか実際に体全体の血圧が下がっているかのどちらかです。傷病者に言い聞かせる、測定している腕を押さえる、ショック症状がないか聞いてみる、などして本当に値が正しいか確かめましょう。

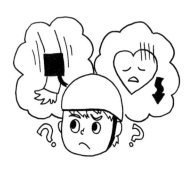

左右の腕で血圧が異なる代表は<u>胸部大動脈解離</u>です。疑わしいときは左右の手首の動脈を触ってその強さを比較するだけで見当がつきます。

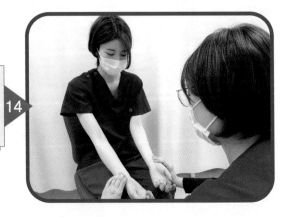

## 3　理解するために

血圧とは、大きな血管の中の圧力のことです。左心室の収縮により発生します。左心室がぎゅっと小さくなったときの圧力を収縮期血圧、左心室が伸びきったときの圧力が拡張期血圧です。

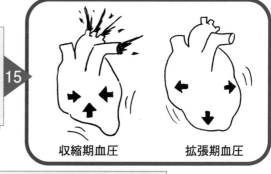

収縮期血圧　　　　拡張期血圧

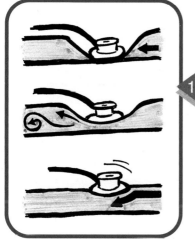

水が流れている管を強く押さえた後、ゆっくり離していくと、ちょっとだけ流れたときに初めて音がします。これが収縮期血圧です。さらに離して管のへこみがなくなれば音はしなくなります。この音がしなくなったところが拡張期血圧です。

マンシェットが巻ければどこでも血圧が測れます。太もも、ふくらはぎも血圧測定に使うことができます。

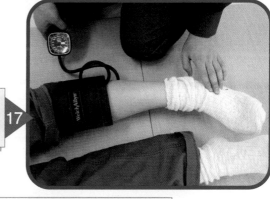

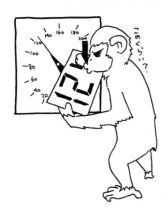

自動血圧計のほとんどは針触れ法、つまり動脈の拍動で空気圧が変わるのを検知して数字を出します。利点は構造が簡単なこと、欠点はちょっとした腕の動きや車の振動で測れなくなることです。妙な値が出たら聴診法で測定し直します。

血圧は1回の値より時間で上がるか下がるかの方がずっと重要です。
どんどん下がっていけば今に血圧がなくなるかもしれません。緊急事態です。
どんどん上がっていくとどこからか血が噴き出すかもしれません。やはり緊急事態です。

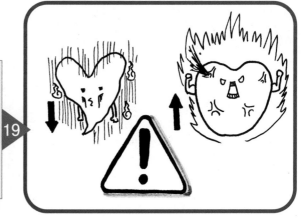

## 第3章　心電図

　心臓の状態を見るモニターです。救急隊に求められているのは危険な波形を見極めることです。危険な波形とは不整脈の一部と心筋虚血（心筋梗塞）を指します。

　救急隊員は医師ではないので詳しく心電図を読む必要はありません。危険な波形だけ覚えてください。

### 1　基本

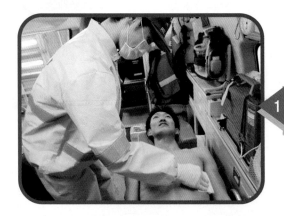

1　電極を貼る場所を確認します。汗で濡れているようならタオルで拭き取ります。

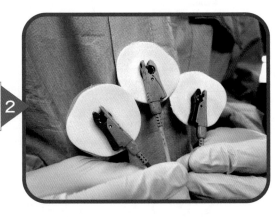

2　リード線と電極はあらかじめ付けておきます。

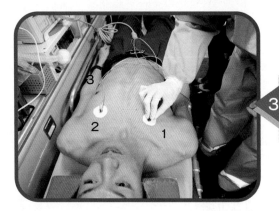

3　電極を付けます。順番は右から左下へ「あきみ」（あかきいろみどり）又は信号機の逆です。

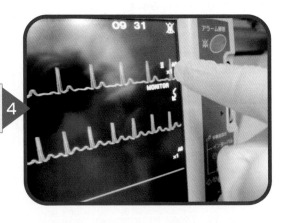

4　第Ⅱ誘導になっていることを確認した後、心電図モニターを観察します。

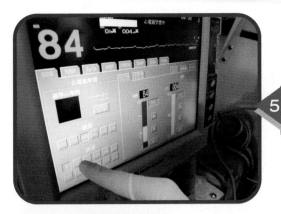

5 他の誘導を見るときは、本体に付いている誘導切り替えスイッチを押します。

## 2 コツとポイント

6 電極の位置はだいたいでかまいません。モニター心電図で見られる波形は「近似誘導」といわれるものです。本来は手首足首に貼らなければならないものを胸に貼っているので「近似」と称しています。ですから電極の位置はそれほど重要ではありません。

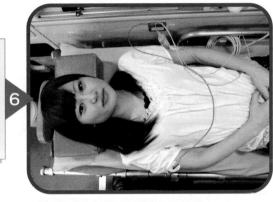

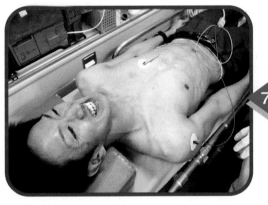

7 心電図にぎざぎざが入るのは、筋電図が混入しているかアースが取れていないかです。
筋電図混入なら傷病者に力を抜くように伝えます。アースが取れていないなら新たにアースを取り直します。

## 3 理解するために

危険な波形を覚えること、読む順番を覚えること。必要なのはこの2点だけです。理論は不要です。

### (1)波形を覚える

書いて覚えます。まねしてひたすら書いて体に覚えさせましょう。

## a 正常

8 洞調律（Sinus Rhythm, サイナス）
これが正常です。そのまま覚えます。

## b 緊急＋除細動

### 9
**心室細動**（Ventricular Fibrillation：VF, ブイエフ）
ただのぐちゃぐちゃの線です。

### 10
**心室頻拍**（Ventricular Tachycardia：VT, ブイティー）
脈が触れないのは無脈性心室頻拍（Pulseless VT, パルスレスブイティー）。同じような細い山がどこまでも連なります。除細動適応ですが脈が触れないのが条件ですので、必ず脈を取ります。病院では脈が触れても除細動します。

## c 緊急＋除細動不能

### 11
**心静止**（Asystole：エイシストール, エイシス、若しくはStandstill：スタンドスティル）
心臓が止まっています。本当に止まっているか、電極とリード線の接続・断線を確認します。

### 12
**無脈性電気活動**（Pulseless Electric Activity：PEA、ピーイーエー）
間延びした波が間延びした間隔で出ます。電気は流れていますが心臓は動いていません。普段どおりの息をしていないならすぐ胸骨圧迫をします。

## d 期外収縮

### 13
**心室性期外収縮**（Premature Ventricular Contractions：PVCs, ピーブイシー又はブイピーシー）
期外収縮とは元々出るべき時間より早くか遅くに収縮が起きることをいいます。このうち心室から出るものを心室性期外収縮といいます。同じ形の期外収縮が出ている分にはそれほど危険はありません。

### 14
**多源性期外収縮**（Multifocal Premature Ventricular Contractions：Multifocal PVC,マルチフォーカルPVC）
準緊急。心筋梗塞に多い。波の種類が多いほど危険です。それだけ反乱分子がいるからです。除細動の準備をします。

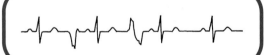

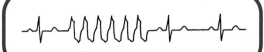

**15**

**ショートラン**（Short run:ショートラン）
準緊急。心筋梗塞に多い。期外収縮が三つ
以上連続します。心室頻拍に移行する可
能性があります。除細動の準備をします。

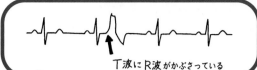

T波にR波がかぶさっている

**16**

**R on T**（アールオンティ）
準緊急。心筋梗塞に多い。T波の上にR
波が乗るものです。突然心室細動になる
可能性があります。除細動の準備をします。

## e　心房性不整脈

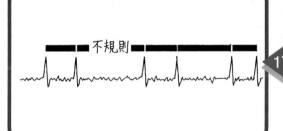

不規則

**17**

**心房細動**（Atrial fibrillation: af, エイ
エフ）
大きな波は不規則で、その間をさざ波
が埋めています。P波の元である心房
がけいれんしている状態です。通常は
血液はちゃんと循環していますので、
危険性は少ない不整脈です。

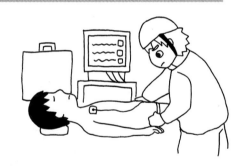

## f　ブロック

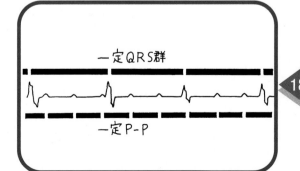

一定QRS群

一定P-P

**18**

**Ⅲ度(完全)房室ブロック**（Ⅲ(complete)
arterial-ventricular block, サンドエ
イブイブロック）
P波とQRS波が規則的に、しかし我
関せずで独立して出現します。これは
心房と心室の連絡が途切れているため
です。植え込み型ペースメーカーの適
応です。

## g  虚血性心疾患

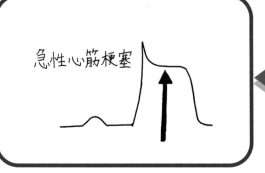

**ST上昇型急性心筋梗塞**（ST-Elevation Myocardila Infarction:STEMI，ステミ）

**19** 緊急。STが上昇しています。胸痛の開始時間を聞きます。循環器専門病院へ搬送します。心臓カテーテル手術の適応です。

**非ST上昇心筋梗塞**（Non ST-Elevation Myocardila Infarction:NSTEMI，エヌステミ）

**20** 緊急。STが低下しています。循環器専門病院へ搬送します。治療法は傷病者の状態によって決定されます。

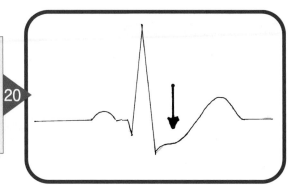

### (2)読む順番

速いか遅いか正常かを初めに見ます。次にその波形がどの波形に当てはまるかを考えます。

**21** 救急現場で危険なのは「速い」＞「遅い」＞「正常」の順です。

速い：心室細動、心室頻拍、期外収縮
遅い：Ⅲ度房室ブロック、無脈性電気
　　　活動

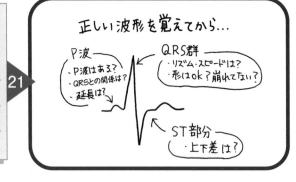

# 第４章　胸骨圧迫

　心肺蘇生＝胸骨圧迫です。胸骨圧迫が全てに優先します。
　胸骨圧迫の中断は、AEDによる心電図解析と気管挿管後の呼吸確認以外許されません。体力を消費するので、１～２分で交代します。

## 1　基本

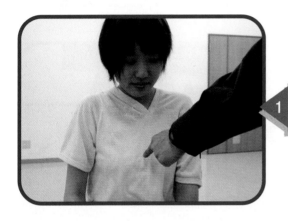

1　押すところは胸骨の下半分です。
目安は胸の真ん中です。

2　立ち膝で傷病者の脇に位置します。
つま先は立てます。
膝は肩幅程度に開きます。

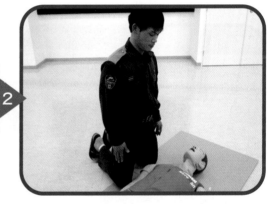

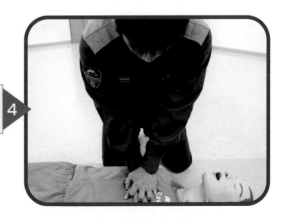

3　両手指を組み、手のひらの付け根を胸骨の下半分に置きます。

4　肘を伸ばしたまま、傷病者に覆いかぶさるように垂直に押します。

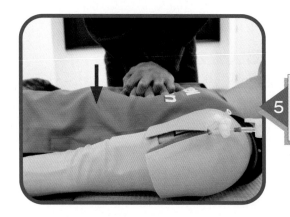

5 実施者の上半身を圧迫部分に乗せ、傷病者の胸骨が5〜6cm凹むように押し下げます。

6 圧迫後は完全に力を抜きます。
リコイル（recoil＝バネが戻ること）といいます。

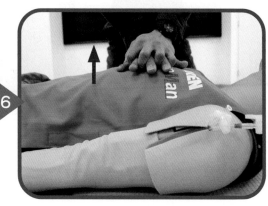

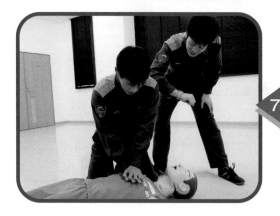

7 圧迫の速さは毎分100〜120回です。
時計を用いて体に覚えさせます。

胸骨圧迫30回に続けて人工呼吸を2回行います。
人工呼吸は胸が上がる程度の量の空気を約1秒間かけて吹き込みます。 8

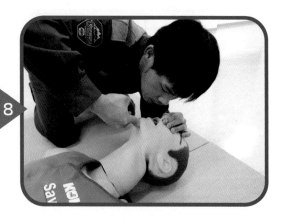

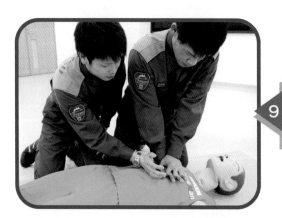

9 胸骨圧迫はとても疲れるので、1分〜2分で交代します。その際には圧迫中断は最小限にします。

## 2　コツとポイント

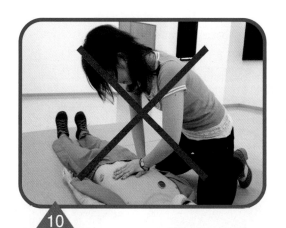

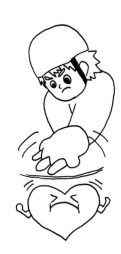

10

肘は必ず伸ばします。

圧迫するときは真っすぐ下に押します。 11

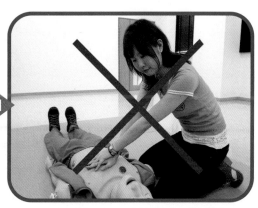

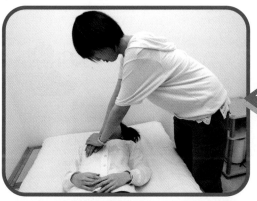

12 床が柔らかいと押したときに傷病者の体が落ち込むため、落ち込む分も考え圧迫を深くします*。硬い床に移動させる必要はありません。
＊JRC心肺蘇生ガイドライン2020, pp76-7

立って押す場合には、傷病者の胸が実施者の膝頭より下になるようにします*。膝頭より上では十分に力が入りません。相手が高い台に寝ている場合には実施者が台に乗ります。
＊近代消防 2022 Nov 11;60(11):82-5

13

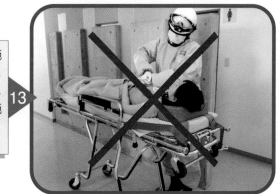

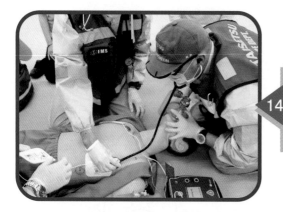

胸骨圧迫の中断は最小限にします。胸骨圧迫を中断していいのは、AEDの心電図解析と換気確認のときだけです。

14

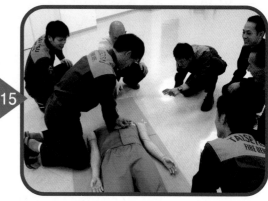

15

胸骨圧迫が適切に行われているか、お互いに評価します。
評価項目は「深さ」「速さ」「圧力解除」です。

## 3　理解するために

### (1)押す場所は胸骨の下半分

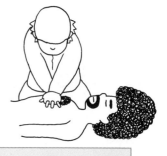

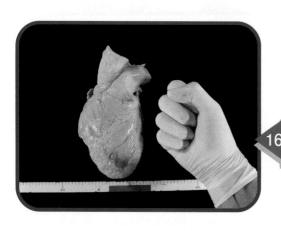

16

これが男性の心臓です。大きさは拳ぐらいです。

場所はここです。この心臓を外から押すとなぜ血が回るのか、二つの説があります。

17

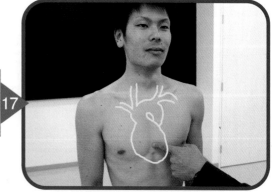

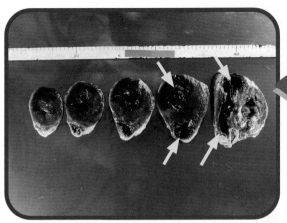

**(1)心臓ポンプ説**：心臓を外側から凹ませると心臓から血が押し出されて体を回り、凹みを戻すと心臓が膨らんで心臓に血液がたまるというものです。心臓には写真のとおり血液のたまる場所があり、そこを押すことによって血液が出ていきます。自動心臓マッサージ装置のルーカスがこの方法です。

**(2)胸郭ポンプ説**：胸を押すことで周りの空気圧が上がり、心臓や大動脈が押されて縮むというものです。圧力を上げればいいので、胸郭のどこを押してもかまいません。
自動心臓マッサージ装置のオートパルスがこの方法です。

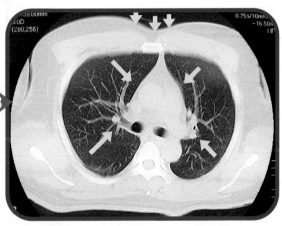

18

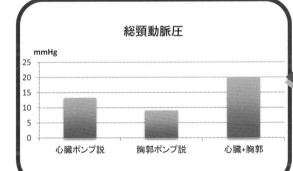

総頸動脈圧

mmHg

心臓ポンプ説　胸郭ポンプ説　心臓＋胸郭

19

動物実験で二つの説を検証したところ、血圧は高い順に「心臓ポンプ＋胸郭ポンプ」＞「心臓ポンプ」＞「胸郭ポンプ」となりました＊。実際の胸骨圧迫では両方の説が加わって血圧が出ると考えられています。
＊ Intensive Care Med Exp 2019 Dec 2; 7(1):62

「胸骨の下半分」といういい加減な場所でも血は流れるので、小さなことにこだわらずにすぐ胸骨圧迫を行いましょう。
ただ、みぞおち近くを押すと剣状突起が肝臓を突き刺す可能性があるので、みぞおちより上を押しましょう。

20

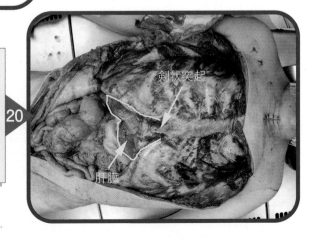

剣状突起

肝臓

## (2)5〜6cm押す

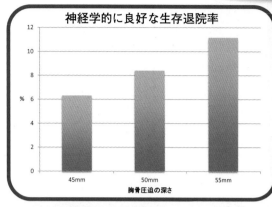

神経学的に良好な生存退院率

胸骨圧迫の深さ

**21** 胸骨圧迫の最適な深さはどんな研究でも5cmくらいです。左図の論文では、押す深さが5mm増すごとに神経学的に良好な生存退院率が1.33倍になるとしています*。
＊Resuscitation 2014 Feb;85(2):182-8

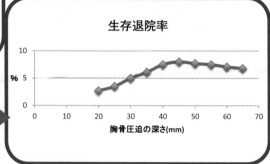

生存退院率

胸骨圧迫の深さ(mm)

**22** 別の研究では生存退院率は45.6mmをピークとし、押しが深くても浅くても減少しています。この論文*では圧迫の最適深度を40.3〜55.3mmとしています。
＊Circulation 2014 Nov 25;130(22):1962-70

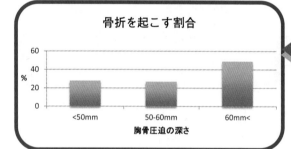

骨折を起こす割合

胸骨圧迫の深さ

**23** 押す深さの上限は6cmです。胸骨圧迫の深さが6cmを超えると急に胸骨・肋骨骨折が増えるのがその理由です*。
＊Resuscitation 2013 Jun;84(6):760-5

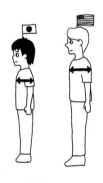

**24** 小児での押す深さは、国際ガイドライン（ILCOR）によると乳児で4cm、小児で5cmとなっています。しかし、日本人は体が小さくてとても無理です*。そのため体の厚さの1/3まで押すことになりました。
＊日本集中治療医学会誌 2009;16:27-31

## (3)テンポは1分間に100〜120回

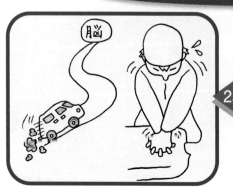

**25** テンポは車のエンジンの回転数に例えられます。のんびり走る（テンポが遅い）よりはエンジンを吹かせば（テンポが速い）遠くまで行けます。ですがあまりにも早いと、ガソリン（血液）がエンジンの回転数に追いつかずエンストします。

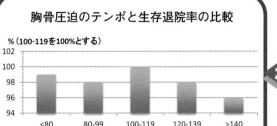

胸骨圧迫のテンポと生存退院率の比較

% (100-119を100%とする)

テンポ(/分)

26 その最適回転数が毎分100〜119回です。それより遅くても速くても生存退院率は減少します*。
*Crit Care Med 2015 Apr;43(4):840-8

## ⑷圧迫後は完全に力を抜く

圧迫と圧迫の間には胸壁に力がかからないようにします。グラフは動物実験で除圧率が80％、90％、完全除圧（100％）としたときの血圧の値です。完全に除圧することで収縮期血圧は上昇し、冠動脈灌流圧も上昇します*。
*Resuscitation 2013 Dec; 84(12):1674-9

27

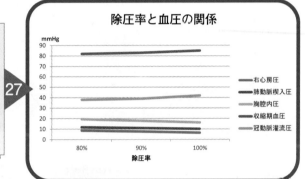

除圧率と血圧の関係

mmHg

除圧率

右心房圧
肺動脈楔入圧
胸腔内圧
収縮期血圧
冠動脈灌流圧

## ⑸中断しない

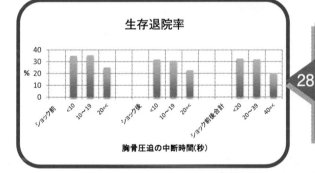

生存退院率

%

胸骨圧迫の中断時間(秒)

28 胸骨圧迫の中断が長いほど生存退院率は低下します。グラフは除細動前後で胸骨圧迫の中断時間と生存退院率を調べたものです。中断時間が長いほど生存退院率は減少します*。
*Circulation 2011 Jul 5; 124(1):58-66

## ⑹1〜2分で交代する

胸骨圧迫は疲れます。一般人の場合、胸骨圧迫の質は開始20秒で85％に、人工呼吸がなければ1分を超えると58％にまで低下します*。訓練されている救急隊員といえども2分を待たず早めに交代し、良質な胸骨圧迫を行いましょう。
*Resuscitation 2010 Sep; 81(9):1152-5

29

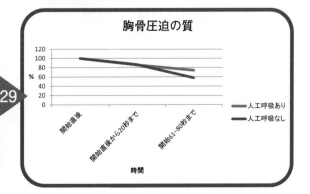

胸骨圧迫の質

%

時間

人工呼吸あり
人工呼吸なし

## 第5章　AED

AED（Automated：自動、External：体外式、Defibrillator：除細動器）は、心室細動や心室頻拍を止め、洞調律（p.61）へ戻す器械です。医師に電話連絡しなくても「包括的指示下」で使用することができます。

心電図を自動で解析し放電の準備をしてくれるので「自動」、体の外で電極を通じて付けるので「体外式」といわれます。放電も器械の判断で行う「全自動」タイプも出ています。

ガイドライン2020では「AEDが到着したら、速やかに装着」し、心電図解析と放電を行うとしています。

### 1　基本

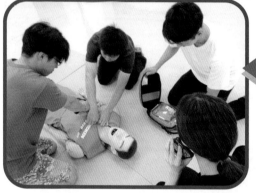

1　AEDを置きます。ふたを開けると電源が入ります。

2　対象が「小学生〜大人」になっていることを確認します。

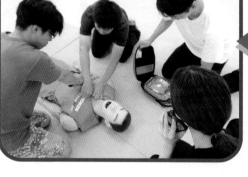

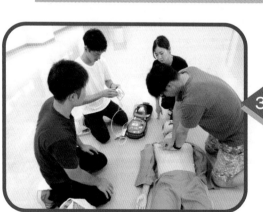

3　パッドを袋から取り出します。

4　パッドの絵のとおりに貼ります。貼り終わるとAEDが心電図を解析し始めます。

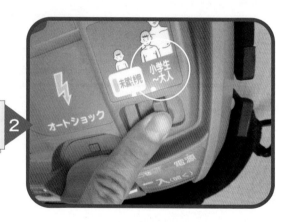

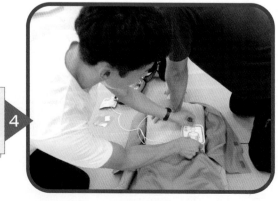

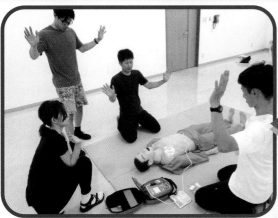

5 AEDから「体に触れないでください」とメッセージが出たら胸骨圧迫を止め、手を離します。

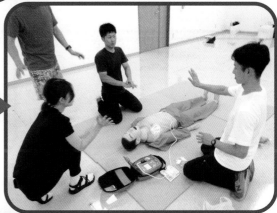

「オレンジボタンを押してください」とメッセージが出たら誰も傷病者に触れていないことを確認します。 6

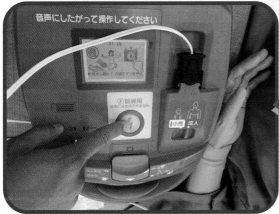

7 ショックボタンを押します。

ショックボタンのない機種では器械の判断で放電が完了します。救助者はそのまま見ていましょう。 8

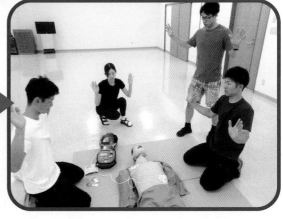

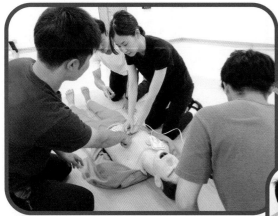

9 放電したらすぐに胸骨圧迫を再開します。救助者が複数いるときには胸骨圧迫を交代します。

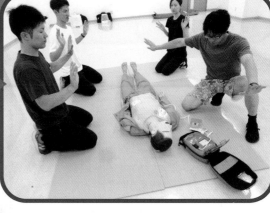

2分後に再び心電図解析が始まります。 10

## 2　コツとポイント

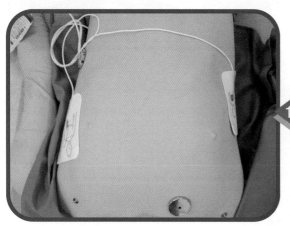

11 パッドはしっかり密着させましょう。胸毛が濃い場合や貼り薬がある場合はそれらを避けて両脇に貼ります。パッドで心臓を挟めばAEDは作動します。

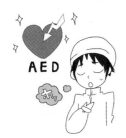

埋め込み型ペースメーカーが上胸部に入っている場合は、ペースメーカーの盛り上がりにかからないようにパッドを貼ります。 12

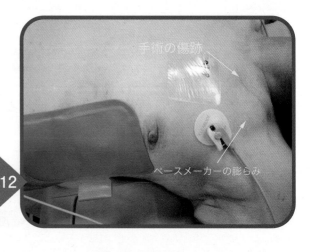

手術の傷跡

ペースメーカーの膨らみ

全身が濡れている場合は、パッドを貼る部分とその周りをできる限り広く拭いて<u>水を除去</u>します。電気が心臓を通らずに体表の水を伝うのを避けるためです。

13

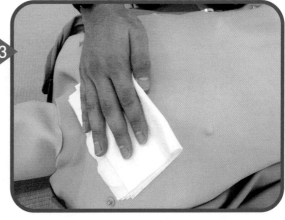

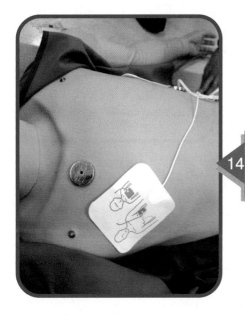

間違って左右を逆に貼っても除細動できます。この場合は心電図モニターは上下逆になります。

14

未就学児*ならスイッチを未就学児用モードとします。

＊小学生未満の小児のこと。以前のAEDには「小児」と書かれていましたが、医学的には思春期までを小児としているため、混乱を避ける目的で「未就学児」と変更されました。

15

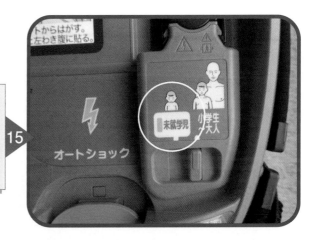

## 3　理解するために

### (1)なぜ電気で治るのか

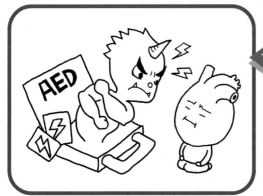

「騒いでいる子供たちに雷を落としておとなしくさせる」というのが一番簡単な説明です。ここで「子供」とは心臓の筋肉のことです。

16

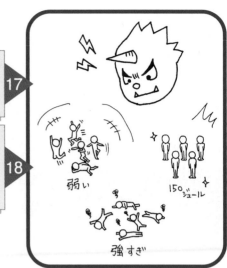

雷の大きさも問題になります。弱い電流しか流さないと、子供たちは反発して不整脈はさらにひどくなります。17

雷が強すぎると、子供たちは本当に焼かれて死んでしまいます。それらの中間、言うことも聞くし再出発もできる雷の大きさが150ジュール程度なのです。18

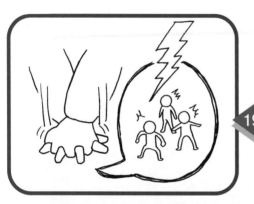

雷を落とすと、子供たちはびっくりし、はっと我に返り動き始めます。このびっくりして立ちすくんでいる時間は30秒程度あります。放電の直後から胸骨圧迫を始めるのは、びっくりしている時間も血液を回すためです。19

## (2)酸素確認より放電

放電のときには酸素を離すよう指導されます。酸素が原因で出火した例は5例で、全て酸素が傷病者の脇の下にたまったものでした*。しかし現在では、酸素のリスクより除細動が遅れる方が傷病者に不利益と考えられており**、酸素投与したまま放電を行うようになっています。
＊Anaesthesia 1998 Jul;53(7):634-7
＊＊J Intensive Care 2017 Oct 11; 5:59
20

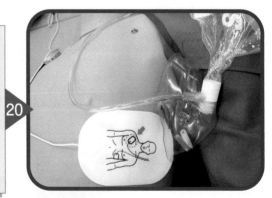

## (3)触っていても感電しない

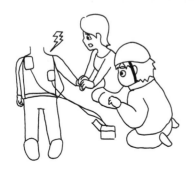

「放電のときには触るな」といわれます。ですが傷病者の手足を触っていても感電しません。電気はパッドを最短距離で移動し、手足まで電気は回らないからです。同じくプール脇などで救助者の体が濡れていても感電しません。すがる肉親を放電時に無理矢理引き離す必要はないのです。21

## 第6章　静脈路確保

　静脈路確保は(1)心停止傷病者に対してアドレナリンを投与する、(2)ショック状態の傷病者の循環動態を改善する、(3)低血糖発作の傷病者にブドウ糖溶液を投与する、の三つの目的で行われます。いずれも一刻を争う事態ですので、原則として現場で静脈路確保を行います。

　静脈穿刺は人形とヒトでは感覚が大きく異なります。病院実習で積極的に静脈路確保を実施し自信を付けましょう。

### 1　基本

**(1)静脈路確保**

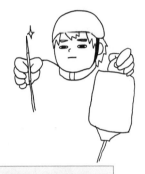

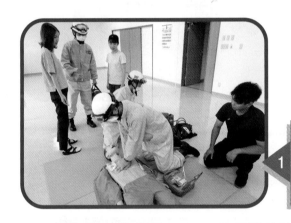

1　関係者への説明
「心臓が止まっている状態です。心臓を動かす薬を入れるため、腕に点滴をしますがよろしいですか。」

静脈路確保に必要なもの
①注射器
②輸液バッグ
③テープ
④輸液セット
⑤酒精綿
⑥アドレナリン
⑦静脈留置針
⑧固定用フィルム
⑨針入れ

2

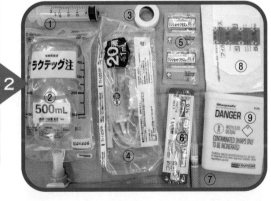

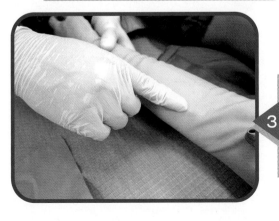

3　刺す静脈を探します。肘か、それより少しだけ指先側の血管を狙います。
医師に指示要請するのは「刺せる」と確信した後です。
駆血帯を巻きます。

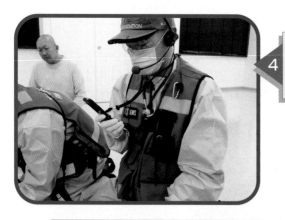

静脈を確認したら医師に指示要請します。通常は気道確保器具の指示要請と同時に行います。

**4**

点滴の準備をします。
輸液バッグを確認します。救急隊が使うのは乳酸リンゲル液です。
使用期限、液の濁り、薬液の漏れがないか確認します。

**5**

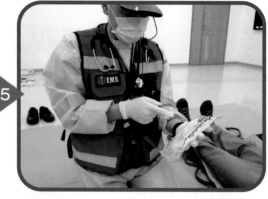

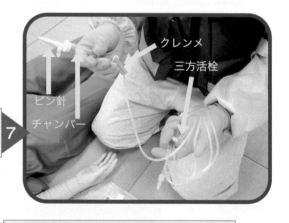

輸液セットを開封します。滅菌の有効期限を確認後に開封します。

**6**

クレンメの位置を操作しやすい場所に移動し、クレンメを閉じます。

**7**

ピン針
チャンバー
クレンメ
三方活栓

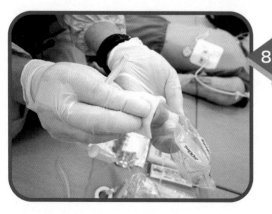

穿刺口を酒精綿で拭きます。

**8**

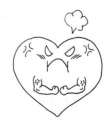

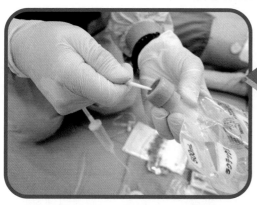

9　ピン針を刺します。

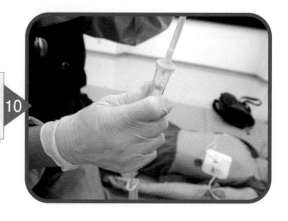

チャンバーをつぶしてチャンバーの3分の1から2分の1程度に薬液をためます。　10

クレンメを操作して、ラインに薬液を流して空気を抜きます。空気が抜けた後はクレンメを閉じ、用心のために三方活栓もひねって止めておきます。　11

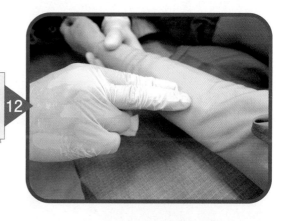

穿刺する血管を指の腹で確認します。程よく張っていて真っすぐな血管が狙いめです。酒精綿で丹念に消毒します。　12

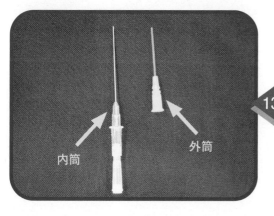

内筒　　外筒

留置針はこのようになっています。金属針（内筒、写真左）の外側にナイロンでできた外筒（写真右）が付いていて、この外筒を血管内に留置します。　13

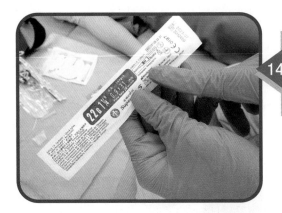

通常18ゲージか20ゲージ針を使います。血管が細いときには22ゲージ針を使います。
留置針の有効期限を確認します。

14

開封して留置針先端の形状を確認します。

15

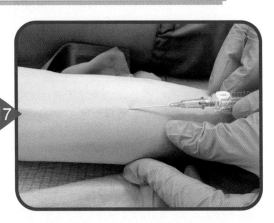

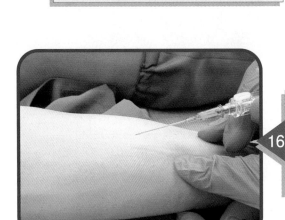

片手で皮膚を軽く引っ張り、狙っている血管が逃げないようにします。針のカット面を上向きにして穿刺します。穿刺角度は皮膚から10度とします。ちゅうちょせず一気に穿刺しましょう。

16

逆流が確認できたら、針を5度以下に寝かせ、2〜3mm進めます。

17

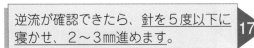

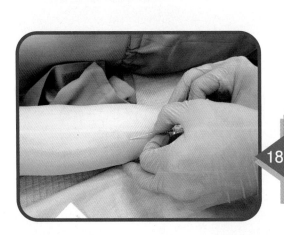

3mm進めてそれでも逆流があるようなら、外筒が抜けないようにしっかり持ちつつ内筒だけを1cm抜き、次に留置針全体を根元まで血管に入れます。

18

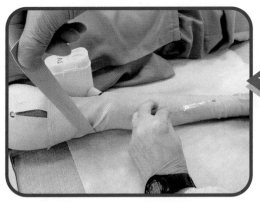

19 内筒を抜く前に駆血帯を外します。

内筒を抜きます。準備しておいた点滴のチューブと外筒をしっかり接続します。 20

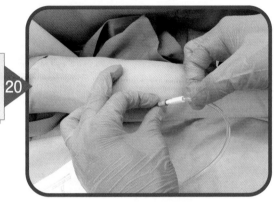

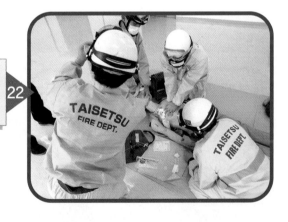

21 三方活栓を元に戻し、クレンメを操作して薬液を流します。

皮膚が腫れてこないか確認します。腫れてくるようなら薬液が皮下に漏れているので留置針を抜きます。 22

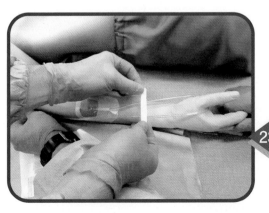

テープやフィルムで外筒と接続部を固定します。チューブを固定するときは、どこかに必ずループを入れます。ループを入れるのは、チューブが引っ張られたときに直接針に力がかからないようにするためです。 23

滴下速度を調整します。目安は1秒1
〜2滴です。医師の指示があればそれ 24
に従います。

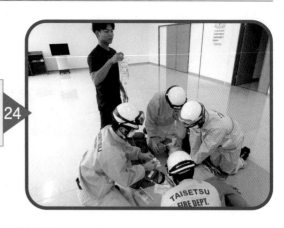

## ⑵アドレナリン投与

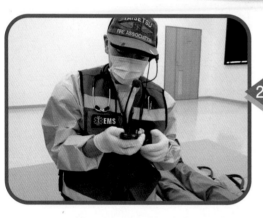

25 アドレナリン投与は医師の指示が必要
です。

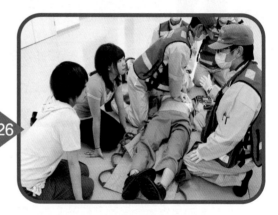

関係者への説明
「これから心臓を動かす薬を点滴から 26
入れますがよろしいですか。」

27 アドレナリンの有効期限と袋が破損し
ていないことを確認します。

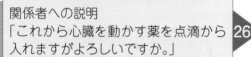

破損、変色、異物混入はないか確認し 28
ます。

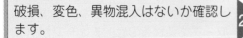

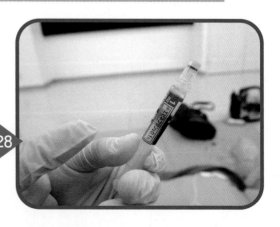

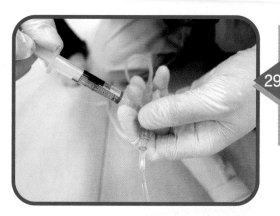

29 三方活栓の接続口を酒精綿で拭いた後に注射器を接続します。接続部には空気が残るので、三方活栓を傷病者側に倒し、内筒（押し子又はプランジャーともいう。）を引いて空気を注射筒（外筒）の中に引き込みます。

30 三方活栓を輸液バッグ側に倒してアドレナリンを投与します。注射器は垂直に立てて内筒を押します。横にすると注射器内の空気が薬液と一緒に体内に入る可能性があります。

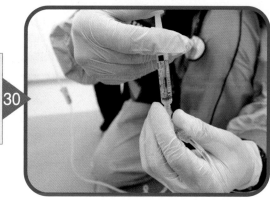

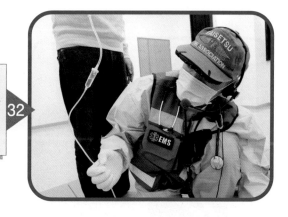

31 アドレナリン投与直後に血管が腫れていないか確認します（確認しないプロトコールもあります。）。

32 三方活栓を注射器側に戻します。クレンメも開放し、点滴を全開で落として薬を心臓へ早く届かせます。輸液を別の注射器で押し込んだり点滴した腕を上げる方法もあります。

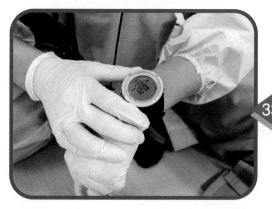

33 1分後に点滴の滴下量を元に戻します。そのままにしているとあっという間に輸液バッグが空になります。滴下量を元に戻した後は血管に腫れや異常がないか確認します。

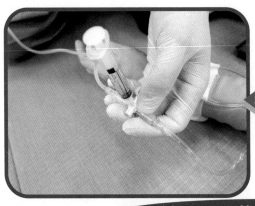

34 アドレナリンの注射器は三方活栓に付けたままにします。

## ⑶ショック状態が疑われる場合

輸液の対象となるのは低容量性ショックです。これは出血や脱水で血圧が維持できなくなった病態をいいます。医師の指示により急速輸液（500mLを急速に投与）しますが、場合によっては基本輸液（1秒間に1滴の滴下速度。1分間に3mLに相当）や輸液せずに搬送するようにとの指示を受けることもあります。

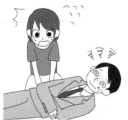

関係者から事情を聞きます。
関係者「肝硬変で治療中です。さっき突然血を吐きました。今もずっと血を吐いています。」

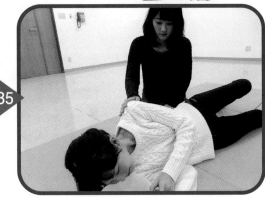

観察すると、顔面蒼白で冷や汗をかいています。血圧は低く、頻脈も認められました。血液の嘔吐は続いています。「出血による低容量性ショック状態で悪化しつつある」と判断しました。隊員に経過観察と酸素投与を命じます。

関係者に説明します。
「出血のため血圧が下がり続けている状態です。血圧が下がらないように点滴をしたいのですがよろしいですか。」

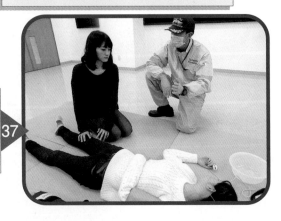

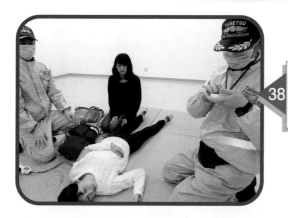

関係者の同意がとれたら医師に指示要請をします。このときに急速輸液か基本輸液かも忘れずに指示を受けます。

**38**

穿刺したのちに、クレンメを開放し輸液バッグを持ち上げて急速に滴下します。

**39**

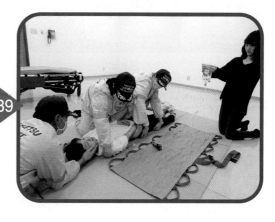

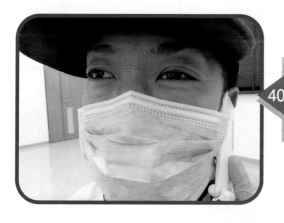

**40**

病院到着前に500mLの輸液が全部なくなりそうなら再び医師に連絡し、基本輸液とするかもう1パック急速輸液を続けるか指示を仰ぎます。

## ⑷低血糖発作の場合

Ⅲ　第7章「血糖値測定とブドウ糖溶液投与」（p.91）

## 2　コツとポイント

肘関節の静脈以外なら、二股に分かれている血管を見つけその合流部を狙って穿刺しましょう。血管が逃げません。見つからないときは、太くて真っすぐな血管を探します。

**41**

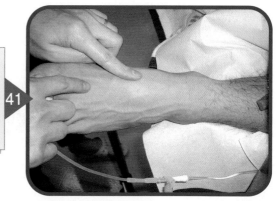

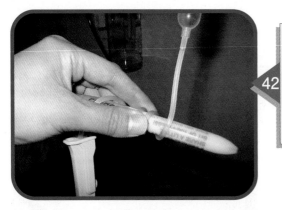

チューブ内に気泡があるときは、チューブを指ではじいて気泡を浮かせます。この場合、チャンバー出口に気泡が残るので、チューブをボールペンにきつく巻き付け絞っていくと気泡が流れていきます。42

チャンバー出口に液を入れすぎたときは、クレンメを閉じて輸液バッグごと逆さまにしてチャンバーをつぶすと液を抜くことができます。43

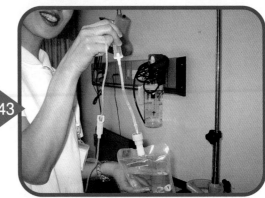

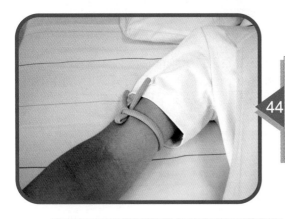

駆血帯をむやみに強く巻いてはいけません。静脈の流れを止める程度の強さで十分です。胸骨圧迫中は動脈圧が低いため、ちょっと強いと全く血液が流れなくなります。44

駆血帯を巻いても血管が浮いてこない場合は、穿刺部位をなでる、心臓より下げる、心臓側から指先に向かって血管をしごく、などの操作をします。点滴をとる腕を替えるのもよい方法です。45

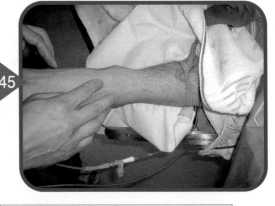

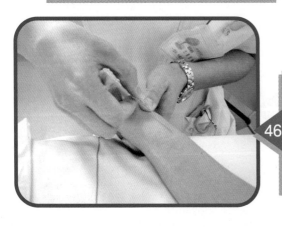

針の持ち方は自分の好きな方法でかまいません。「血液が逆流してくる部分が隠れないように」と書いてある本もありますが、血液の逆流を見るより血管を貫いた感覚が重要だからです。逆流は「貫いた感覚が正しいことを証明する」ものと考えましょう。46

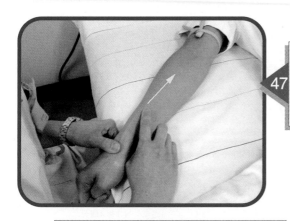

47　穿刺する場合は、穿刺部位だけを見るのではなく、針が刺さって入っていく「線」をイメージし、その線をなぞるように穿刺します。

48　若い人ほど皮膚が硬いので、針は10度から20度の角度をつけ、血管を貫く気持ちで一気に穿刺します。高齢になるほど皮膚も血管ももろくなるので、5度以下、皮膚に平行かと思うほど針を寝かせて、血管をすくい上げる感じでゆっくり穿刺します。

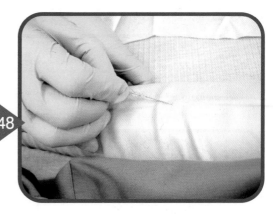

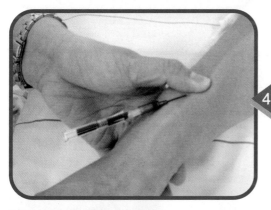

49　内筒を抜くときに外筒も一緒に抜けてしまうことがあります。これは外筒の保持が甘いからです。外筒を持つ指を傷病者の皮膚に接触させておけば内筒を抜いても一緒に抜けることはありません。

## 3　理解するために

### (1)アドレナリン投与

50　アドレナリンには、心停止状態では全身の血管を縮めて血圧を高め、心臓の筋肉にいく血を増やす作用（α作用）があり、心拍再開後は心臓の収縮力を高める作用（β作用）があります。このため全ての心停止に対して投与されます。ガイドライン2020では「できるだけ早く投与する」となっています。

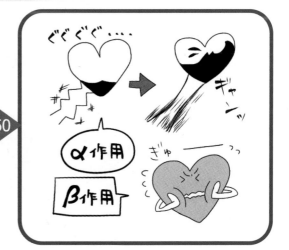

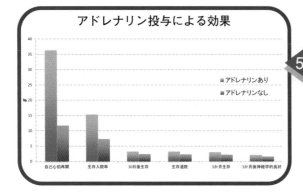

アドレナリン投与による効果

アドレナリン投与により自己心拍再開率と生存入院率は上がります。生存退院率も上がりますが、退院時の神経学的良好患者の割合は変わりません＊。つまり...
＊New Engl J Med 2018 Aug 23;379(8):711-21

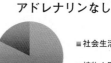

アドレナリンは<u>植物人間の割合を有意に増やすのです</u>＊。
＊New Engl J Med 2018 Aug 23;379(8):711-21

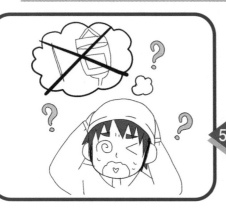

ガイドライン2020ではアドレナリンを残した理由を「潜在的な生命維持への有益性」と述べています。心停止後の社会復帰より現場で心臓を動かすことを優先しました。

アドレナリンでは傷病者は幸せになれません。傷病者を幸せにできるのは<u>胸骨圧迫だけ</u>です。バイスタンダーを増やすよう啓発を進めること、訓練で正しい胸骨圧迫を身に付けることが重要です。

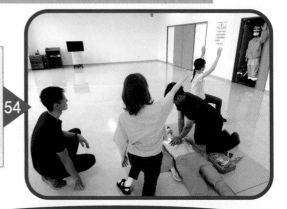

## (2)ショック状態が疑われる場合

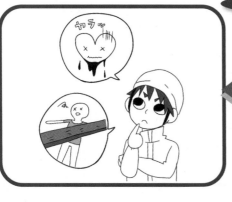

適応となるのは二つ
①低容量性ショック（血液が足りない）
②クラッシュ症候群（予防的補液）
救急隊の判断が必要なのは①です。

低容量性ショックとは、体の中の血液が少なくなって血圧が下がったために必要な血液が体に行き渡らなくなった状態です。2種類あります。

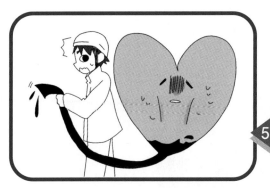

①血液自体が足りない：放水なのに貯水槽に水が足りない状態と同じです。食道・胃・大腸からの出血や大動脈瘤破裂などの外傷以外の出血がショック輸液の第一選択となります。

②血管が広がるか血液（の一部）が血管から出てしまう：血液は血管やその周りにとどまってしまい、脳や心臓に回りません。
アナフィラキシー・熱中症・熱傷が該当します。

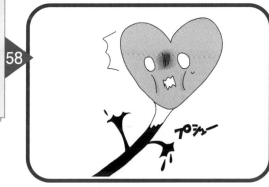

体に入った輸液の半分以上はすぐ血管外に出てしまいます。500mL輸液しても血液中に残るのは200mLあればいい方です。

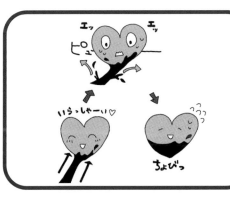

ですので輸液だけで血圧が上昇することはまずありません。せいぜい血圧を維持するだけです。頻回に血圧を測定し、血圧がどんどん下がるようなら医師から追加の輸液指示を受けることも考慮しましょう。

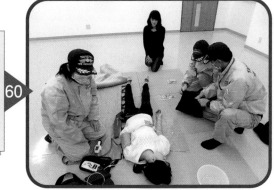

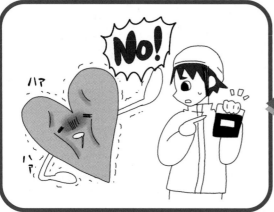

輸液してはダメな病態は二つあります。一つ目が心原性ショックです。これは心臓のポンプ機能が下がったために血液を回せなくなったものです。輸液で血液が増えるとさらに心臓に負担がかかります。

61

二つ目。外傷は急速輸液の対象にはなりません。外傷に対する大量輸液は血液を極端に薄めるため傷病者に呼吸困難や多臓器不全をもたらし、死亡率を増加させます＊。
＊Clit Care Clin 2017 Jan;33(1):15-36

62

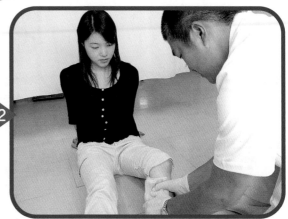

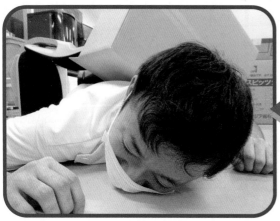

クラッシュ症候群では輸液は解放後の血圧低下と合併症（突然の心停止や腎不全）の防止のために行われます。要救助者の状況から判断は容易です。

63

# 第7章　血糖値測定とブドウ糖溶液投与

　血糖値測定は低血糖発作の確認をするための検査であり、ブドウ糖溶液投与は低血糖発作の唯一の治療方法です。対象は血糖値が50mg/dL未満の推定15歳以上の傷病者です。わずかな手間で絶大な効果をもたらしますので「救急隊をやっててよかった」と幸せになれる手技でもあります。

　血糖値測定には医師の指示は不要ですが、ブドウ糖溶液投与には医師の指示が必要です。

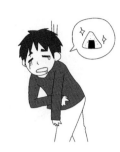

## 1　基本

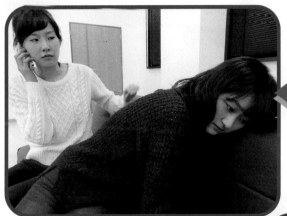

**1**　「意識状態が悪い」との119番通報。傷病者の表情はうつろですが目は開いています。要領を得ない返事が返ってきます。

**2**　顔面蒼白、指の震え、冷や汗、頻脈を認めます。

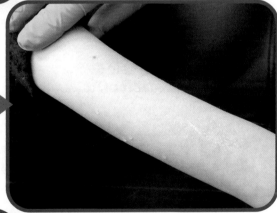

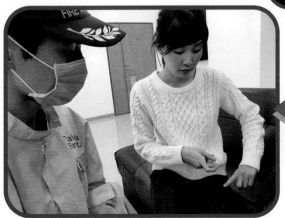

**3**　関係者から「糖尿病で通院している」「いつも自分で注射をしている」との情報を得ました。

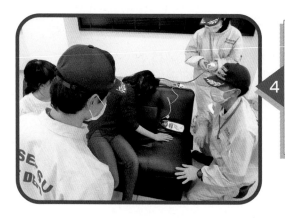

低血糖発作を疑った救急隊は、関係者に説明します。
「血液の中のブドウ糖が少なくなって意識が朦朧<sub>もうろう</sub>としていることが考えられます。血糖値を測定してよろしいでしょうか。」
測定には医師の指示は不要です。

4

穿刺器具をセットします。ダイヤルは穿刺の深さを決めるものです。

5

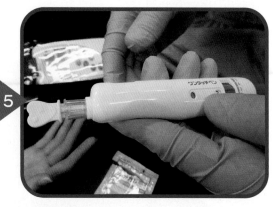

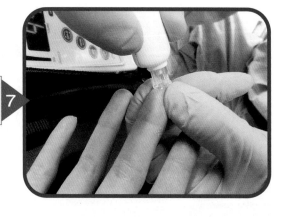

酒精綿で穿刺部位を消毒し、刺す部位を左右から強く圧迫します。

6

穿刺器具を押し当て、穿刺ボタンを押します。

7

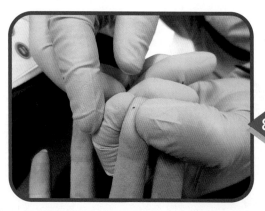

刺した部分から血液を絞り出します。

8

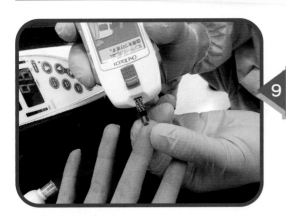

9　電極を血液に付けます。穿刺部位には止血絆創膏を貼ります。

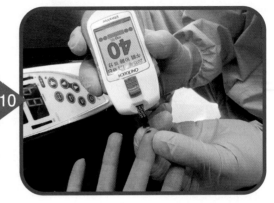

10　血糖値が表示されます。

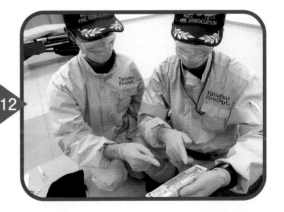

11　血糖値が50mg/dL未満の場合は病院に報告し、ブドウ糖溶液投与の指示を要請します。

12　医師から50％ブドウ糖溶液を40mL（20mLアンプルを2本）投与せよとの指示が出ました。静脈路を確保し、ブドウ糖溶液の準備をします。

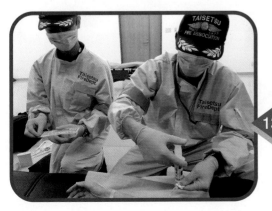

13　ブドウ糖溶液を投与します。2本を2～4分かけて投与します。

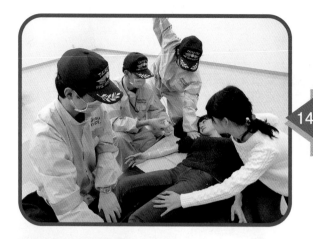

14 典型例では2本目を投与しているとき
から意識が戻ってきます。若い人では
暴れることがあるので注意しましょう。

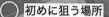

## 2　コツとポイント

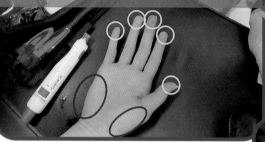

⚪ 初めに狙う場所
⚪ 指先の刺しダコがひどい時に狙う場所

15 採血の場所は指先が第一選択ですが、
いつも採血している傷病者では皮膚が
硬くなり出血しないことがあります。
そのときには小指や親指の下の膨らみ
を狙います。

刺す場所を左右から思い切り圧迫しつ
つ針を刺します。情けは無用です。圧
迫の痛みのため穿刺の痛みは感じずに
済みます。 16

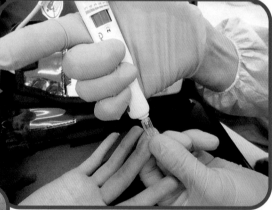

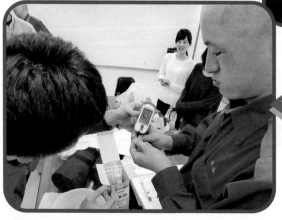

17 血液が出てこなくても、諦めずにしご
きましょう。刺しダコ以外なら必ず必
要量の血液を確保できます。

## 3　理解するために

低血糖発作の原因は糖尿病治療中の
・薬の過量
・摂取カロリーの不足
のいずれかです。摂取カロリーの不足
とは、注射したのに食事を忘れた、熱
が出て体力を消耗した、などです。

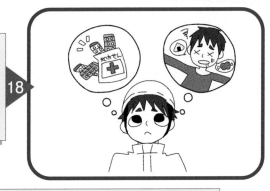

18

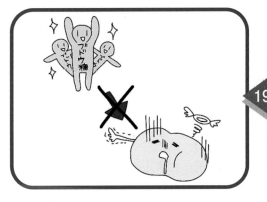

19

低血糖が恐ろしいのは、不可逆的な脳
障害の原因となるからです。正常の状
態では脳はエネルギー源としてブドウ
糖しか利用できません。エネルギーが
なくなれば脳が動かなくなるばかり
か、細胞の生命維持ができなくなるた
め細胞が死んでいきます。

細胞レベルでは低血糖発症30分で神経
細胞の破壊が始まります*。ですが低血
糖が直接の原因で死亡するのは全糖尿
病患者1万人当たり1名だけです**。現
在は低血糖による直接の死亡より、低
血糖の反復で脳が徐々に障害され認知
機能や運動機能が低下していくことが
問題とされています***。
＊Metab Brain Dis 2004 Dec;19(3-4):169-75
＊＊BJM 2010 Jan 8;340:b4909
＊＊＊Diabetologia 2021 May;64(5):971-7

20

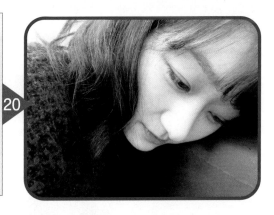

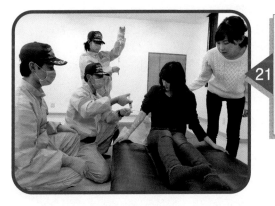

21

低血糖症状に対するブドウ糖溶液の効
果は劇的で、注射している途中からめ
きめき意識が戻ってきます。しかし、
その2〜7％は48時間内に再び意識
がおかしくなります*。意識が戻って
も観察は怠らないようにしましょう。
＊Emerg Med J 2009 Jul;26(7):472-8

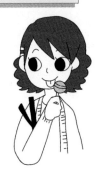

### 第8章　エピペン®

　エピペン®はアナフィラキシーの初期の症状を軽減させる注射薬です。以前にアナフィラキシーを起こした傷病者に対して処方されます。原則として傷病者本人かその家族が注射しますが、アナフィラキシーが強く疑われて、かつ、本人・家族とも注射不可能な場合、医師の指示なく救急隊の判断だけで注射することができます。

### 1　基本

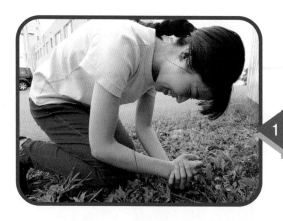

1　母親が草取りの最中、土の中にいたスズメバチに刺されました。

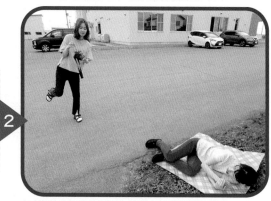

2　うずくまる母。娘に「バッグに注射があるから」と言われ、バッグを探すとエピペン®が入っていました。母親がぐったりしたため、娘は救急車を呼びました。

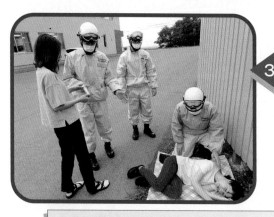

3　救急隊到着。状態を観察します。娘は隊長にエピペン®を見せます。隊長が娘にエピペン®を使えるか聞いたところ「恐ろしくて使えない」という返事でした。

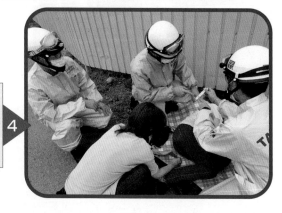

4　状況と観察結果からアナフィラキシーと判断した救急隊は、エピペン®を打つことにしました。エピペン®の容量と有効期限を確認します。

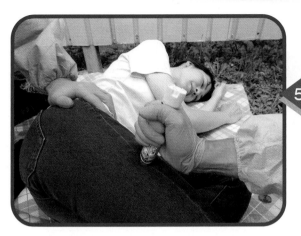

5 エピペン®の先端を大腿外側に強く押し付け、1秒間待ちます。注射はズボンの上からでかまいません。

## 2 コツとポイント

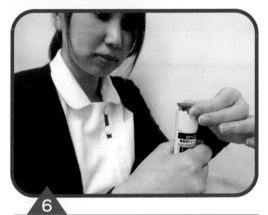

6 エピペン®を使うときには、まず青い安全キャップを外します。

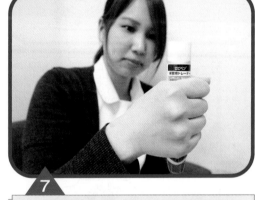

7 オレンジ色の部分から針が出ますので、オレンジ色が下になるように持ちます。

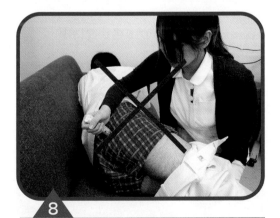

8 よく病院で注射するお尻は、脂肪が多く薬液の吸収が遅いので不可です。

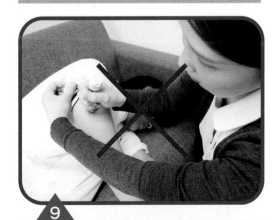

9 腕も、神経が走っている場合があるので避けます。

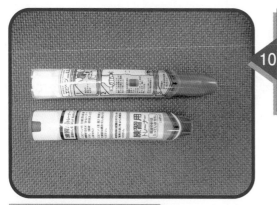

10 注射が完了すると<u>オレンジ色の部分</u>が伸びます。写真上が実際に使用したエピペン® です。まだオレンジ色の部分が短いようなら注射できていないのでもう一度押し付けます。

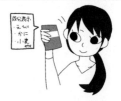

**3　理解するために**

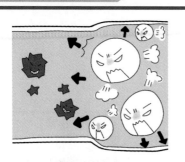

11 アナフィラキシーショックとは、抗原に体が過剰に反応して引き起こされる病態です。血管は広がり血液をため込むため<u>血圧が下がります</u>。気管支は収縮するため<u>喘息が出現</u>します。

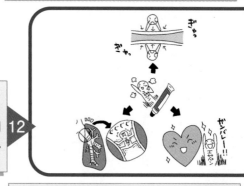

エピペン® は<u>アドレナリンの注射剤</u>です。アドレナリンは血管を収縮させて血液を心臓に戻すと同時に心臓のポンプ作用を高めて血圧を上昇させます。また、気管支を拡張させ喘息を改善させます。

12

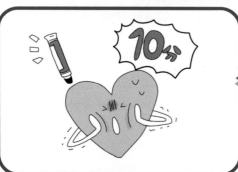

13 エピペン® を２本持っている傷病者の場合は、２本とも使えるようにします。２本目を使うのは、
(1)エピペン® の効果が切れてきたとき。エピペン® の作用時間は<u>10分程度</u>しかありません。
(2)最初のエピペン® が効かないとき。１分程度観察して症状が改善しない場合はもう１本打ちます。

エピペン® を打っても血圧が上がらないようなら「ショック時の輸液」も視野に入れつつ搬送を急ぎましょう。

14

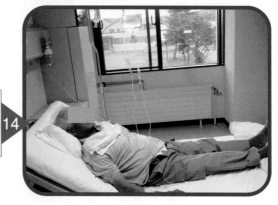

# 第9章　ターニケット

　出来合いの止血帯です。四肢の出血で、他の止血法では抑制できない場合に使用します。また、圧迫止血が可能でも搬送が長時間になる場合も使われます。

## 1　基本

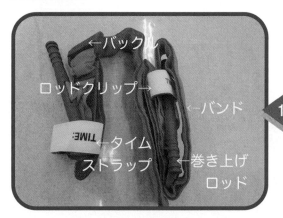

←バックル
ロッドクリップ→
←バンド
←タイム
ストラップ
←巻き上げ
ロッド

1　各部の名称。バンドは面ファスナー(マジックテープ® ・ベルクロ® になっています。

2　圧迫止血を行いながら、別の隊員はターニケットを用意します。出血部から5〜8cm上流を締めるようにバンドを通します。

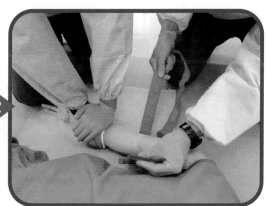

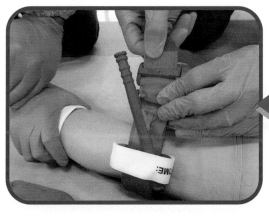

3　バンドをバックルに通します。

4　バンドを引き、面ファスナーで固定します。締める強さは指先が少し入るくらい。指が3本入るようなら緩すぎです。

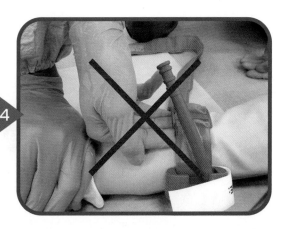

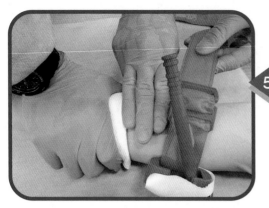

5 必要なら場所を調整します。

出血が止まるまで巻き上げロッドをねじります。 6

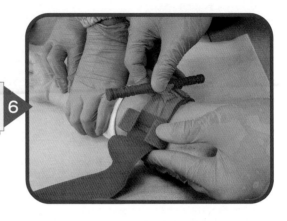

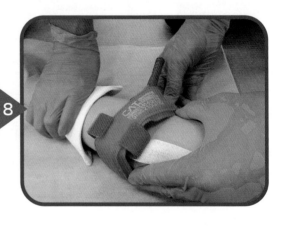

7 巻き上げロッドをロッドクリップに差し入れてロッドを固定します。

ロッドクリップ

ロッドを固定するようにさらにバンドを巻きます。 8

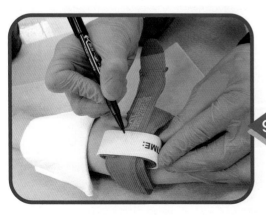

9 タイムストラップを付けます。現在の時間を記入します。

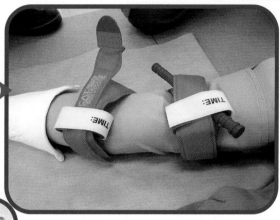

再出血の場合は上流にもう1本ターニケットを巻きます。10

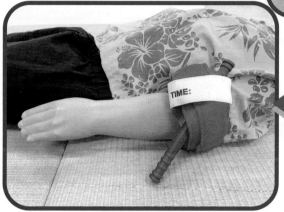

ガイドライン2020からは小児にもターニケットの使用が認められました。11

## 2　コツとポイント

理論的には、ターニケットを巻く位置は出血の上流ならどこでもいいのですが、出血にあまり近いと外れる可能性があり、腋窩や鼠径に近いと2本目が巻けなくなりますので、出血部から指3本（成人男子で5〜8cm）離すのが標準です。12

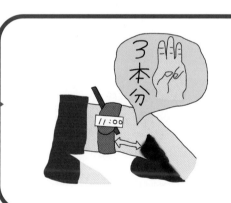

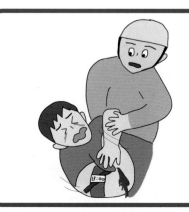

一度巻いたら病院で引き継ぐまで緩めてはいけません。傷病者が痛みを訴えても説得し我慢させます。13

## 3　理解するために

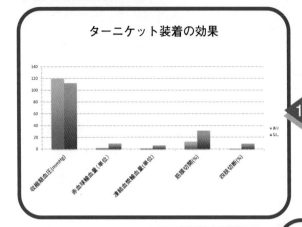

ターニケット装着の効果

現場でターニケットを巻くことにより血圧が保たれ、輸血量を減少させます。また、筋膜切開や四肢切断の割合を減らします。ターニケットの副作用である神経麻痺と阻血が関係する症状の割合は、ターニケットの有無で有意差はありません*。

*J Trauma Acute Surg 2019 Jan; 86(1):43-51

14

このように出血には有効なターニケットですが、死亡率については低下させるという論文*と変わらないという論文**があり評価は定まっていません。グラフでは差があるように見えますが、有意差は認められません。

*J Am Coll Surg 2021 Aug; 233(2):233-9
**J Am Coll Surg 2018 May;226(5):769-76

15

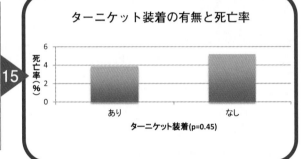

ターニケット装着の有無と死亡率

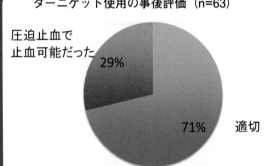

ターニケット使用の事後評価（n=63）

圧迫止血で止血可能だった　29%

71%　適切

ターニケットは乱用されています*。さらに間違った使い方をする人はいつも間違えます**。

*Eur J Trauma Emerg Surg 2021 Dec ; 47 (6) :1861-6
**Am J Disaster Med 2018;13(1):37-43

16

出血に対して有効なターニケットですが、生存に対するエビデンスは弱く、さらに乱用されてもいます。ターニケットにも神経損傷などの危険性があります。適応傷病者を見極め、使うべき人に正しく使うようにしましょう。

17

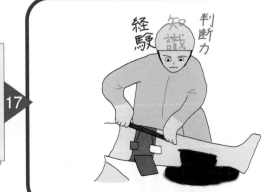

# Ⅳ 体位の管理

## 第1章 バックボード

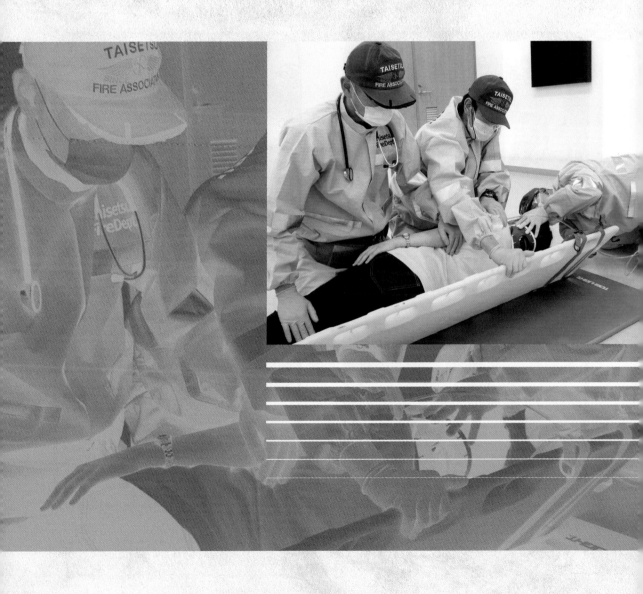

## 第1章 バックボード

### 1 基本

　背骨を折っている可能性のある傷病者を固定する器具です。持ち運びが簡単なのでストレッチャーの代わりにもなり、また、全身が固定されるので暴れる傷病者の搬送にも使われます。ボードに載せるためにログロールをします。傷病者の体を丸太（＝log、ログ）に見立てて回す（＝roll、ロール）ことからログロールといわれます。

　バックボードを用いて傷病者を固定することを脊柱運動制限（Spinal Mortion Restriction, SMR）と呼びます。脊柱運動制限はごく限られた傷病者にだけ行います*。

　＊Kane E: Spinal motion restriction. in StatPrals publishing 2022 Jan

### (1)ログロールの前に

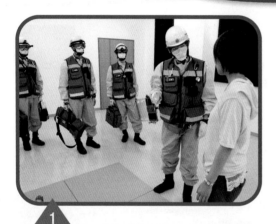

**1**

関係者から事情を聴取し、安全を確認した上で傷病者に接近します。

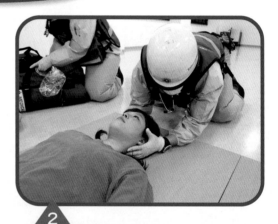

**2**

頭を固定します*。
＊意識清明の傷病者には頭の固定は不要です（ガイドライン2020, p366）

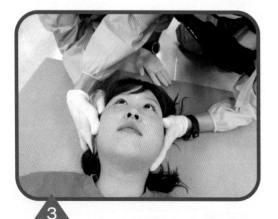

**3**

意識があるか、呼吸はしているか確認します。呼吸していれば頭を固定する人を別の隊員に交代します。呼吸していなければすぐ胸骨圧迫を開始します。

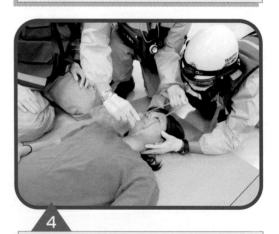

**4**

必要なら酸素マスクをして酸素を投与します。

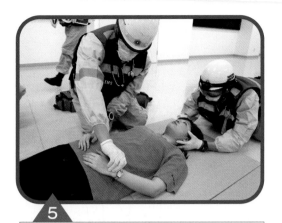

**5**

脈拍と動脈の張りから大まかな血圧を推定します。

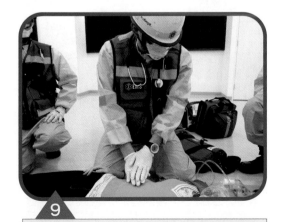

**7**

全身を観察します。地域MCで定められた手順で行います。通常は頭から触り始めます。必要ならネックカラー*をします。
*ガイドライン2020, p367では「訓練を受けた者であっても頸椎カラーを使用しないことを提案する」としています。

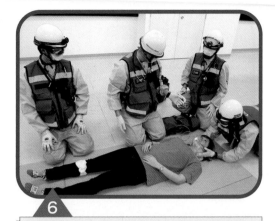

**6**

病院へ急いで搬送する状態なら、活動方針として「ロードアンドゴー」を宣言します。ロードアンドゴーとは、Load（重い荷物を背負う）and（〜と）Go（行く）：重症なので急ぐ、という意味です。

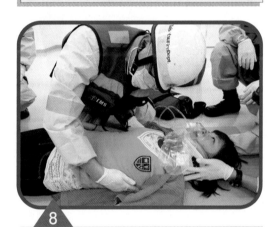

**8**

胸の観察

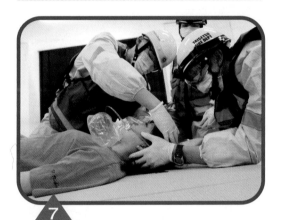

**9**

腹の観察

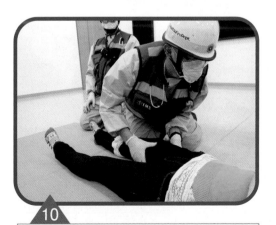

**10**

足と腕の観察

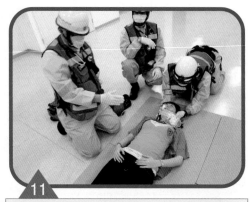

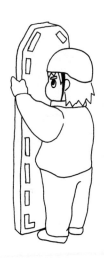

**11** 隊員に傷病者の状態とけがの場所を周知し、再び「ロードアンドゴー」を宣言します。

## (2)仰向けでのログロール

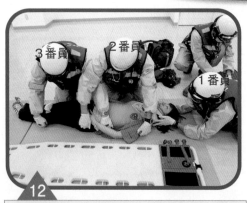

**12** ボードをけがのある側に置きます。頭を持つ隊員を1番員、胸に位置する隊員を2番員、足に位置する隊員を3番員とします。

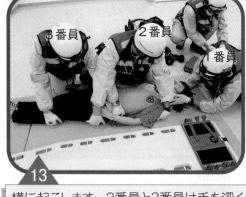

**13** 横に起こします。2番員と3番員は手を深く入れて、頭を持つ1番員の合図で傷病者を引き起こします。1番員が号令を掛けるのは、頭の動きに体の動きを合わせるためです。

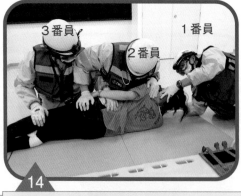

**14** 90度まで傷病者の体を起こします。1番員は傷病者の耳、肩、腰骨が一直線になっていることを確認します。

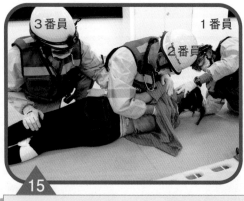

**15** 必要なら背中に手を入れてけがの状態を見ます。このときに傷病者から離していい手は2番員の足側の手だけです。肩にかかる手を外すと傷病者の肩が動いて首を痛めます。

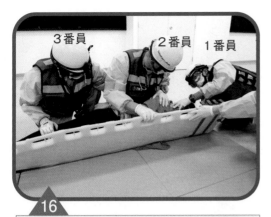

16 ボードを差し込む際の角度は30〜45度にします。ボードを水平に置いたまま行うより載せやすくなります。

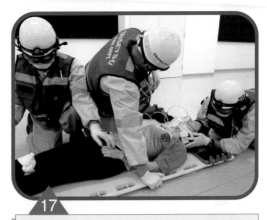

17 ボードの上に仰向けにします。

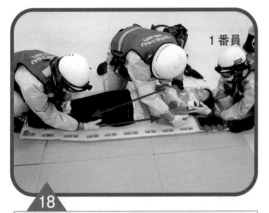

18 頭を固定している1番員の合図で傷病者を上下させ、ボードの中央に移します。Zのように動くので「Z字移動」といいます。

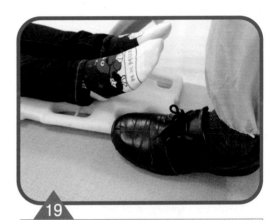

19 Z字移動のときはボードが動くので、3番員はボードを踏んでボードがずれないようにします。

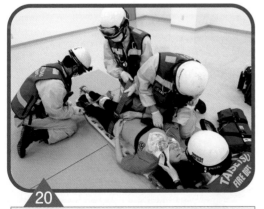

20 3本以上のベルトで固定します。

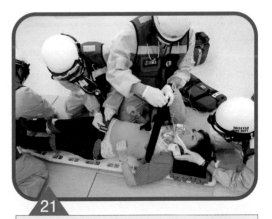

21 ベルトを締めるときは、下のベルトを送りながら締めると速くきつく締めることができます。

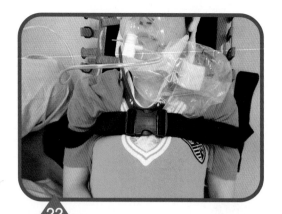

**22**

胸のベルトはできるだけ<u>上</u>にします。下にするほど息が苦しくなります。

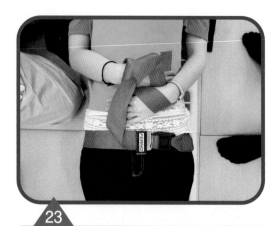

**23**

腰のベルトは<u>骨盤</u>にかかるようにします。

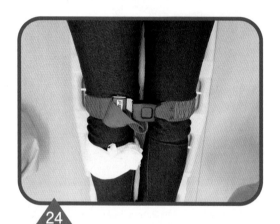

**24**

膝のベルトは膝頭の<u>少し上</u>にします。膝頭は痛いので避けます。

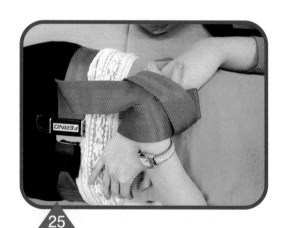

**25**

意識がない場合は手首を縛ります。

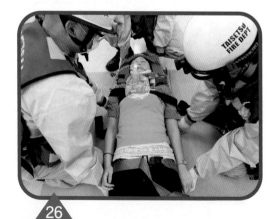

**26**

手首を縛る時間がない場合は傷病者の両脇を持って運びます。

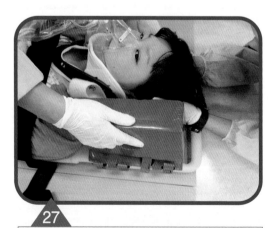

**27**

最後に頭を固定します。オレンジ色のヘッドイモビライザーを付けます。

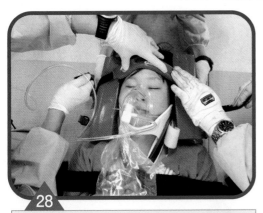

28 額と顎をストラップで固定します。
気道確保の際は、顎のストラップを外して対処します。

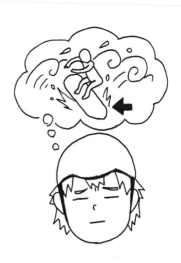

## (3)腹ばいでのログロール

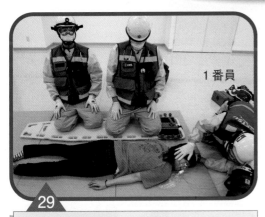

29 1番員は頭を持ち、他の隊員はボードに乗ります。

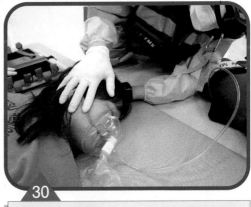

30 頭を持つ1番員は自分の親指が傷病者の顔と同じ方向を向くように頭を持ちます。逆だと傷病者を裏返したときに自分がひっくり返ります。

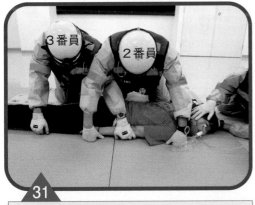

31 3番員が腰と足を持ち、その上から2番員が肩と腰を持ちます。

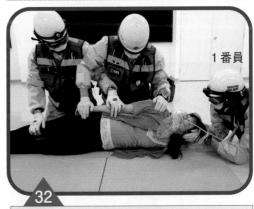

32 頭を固定している1番員の合図で90度まで引き上げます。

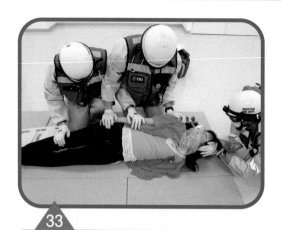

**33** そのままゆっくりと仰向けにします。

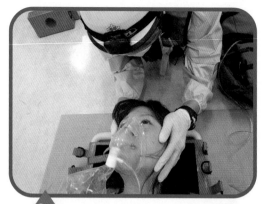

**34** 首が横を向いているときは、痛みのないことを確かめながら前を向かせます。

## ⑷ログリフト（ファイヤーマンリフト）

傷病者を傾けると危険なときやたくさん人がいるときに行います。

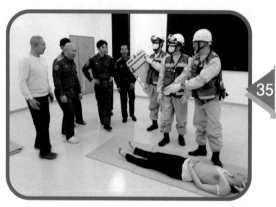

**35** 人を呼びます。人数が多ければ多いほど安定します。

配置を決めます。
頭と肩は一緒に動かしたいので救急隊員が受け持った方がいいでしょう。

**36**

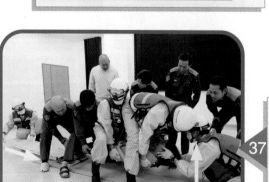

1番員の合図で傷病者を持ち上げます。このとき「くるぶしまで傷病者を上げます」と合図すると真っすぐ上げることができます。
ボードは足側から差し込みます。

**37**

1番員

## 2　コツとポイント

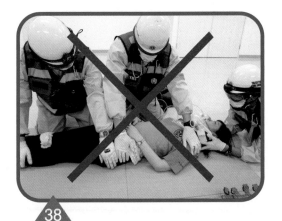

38

傷病者の体を起こすときは手を深く入れます。手が浅いと滑ってしまいしっかりと保持できません。

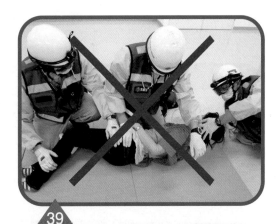

39

ログロールの掛け声は1番員が行います。2番員や3番員が行うと頭が遅れて首がねじれる可能性が高くなります。

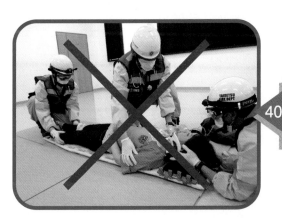

40

ボードの上を滑らせるときも傷病者をがっちりつかむようにします。手だけでは重い傷病者は動きません。

処置で頭のストラップを外すときは、隊員の膝や腕で頭をしっかり固定しましょう。

41

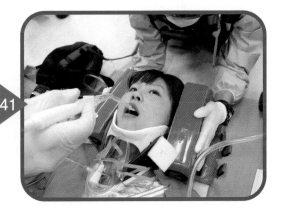

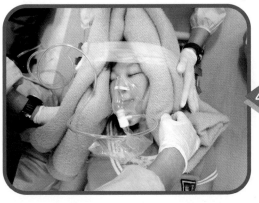

42

痛がって頭を真っすぐに戻せないときには、毛布とテープで頭を固定します。

## 3　理解するために

### (1)脊柱運動制限

ごく限られた傷病者にのみ行います。

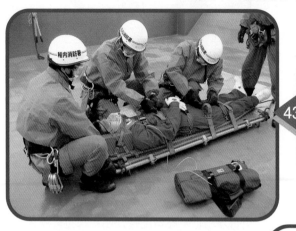

43 病院前救護において脊柱運動制限が傷病者に利益をもたらすというエビデンスは存在しません*。
＊Prehosp Disaster Med 2020 Aug;35(4):406-11

44 脊柱運動制限をしてもしなくても、神経学的損傷を起こす割合は変わりません。また、脊柱運動制限は傷病者の死亡リスクを2.4倍にします*。
＊J Trauma Acute Care Surg 2018 May; 84(5):735-44

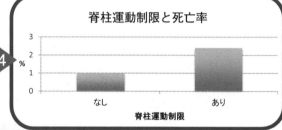

45 なので脊柱運動制限は、外傷後に脊髄損傷を疑う兆候がある場合か、外傷後の急性意識障害の傷病者に限定して行います。これらについてはまだ利点があると思われています*。
「外傷後に脊髄損傷を疑う兆候」とは、背骨の痛みや張り、神経症状、背骨の変形を指します。
＊Prehosp Emerg Care 2018 Nov-Dec;22(5):659-61

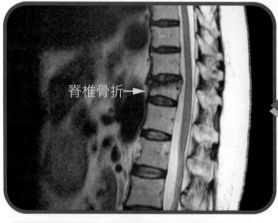

脊椎骨折→

46 脊柱運動制限が不要と分かったら、即座に制限を解除します。脊柱運動制限の副作用で最も頻度が高いのは疼痛であり、救急外来で受ける最大の痛みとされています*。後で問題となるのはネックカラーとバックボードを原因とする褥瘡で、発生頻度は6.8〜38％もあります**。
＊Emerg Med J 2021 Nov;38(11):825-9
＊＊J Trauma Acute Care Surg 2014 Apr; 76(4): 1131-41

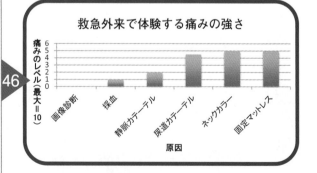

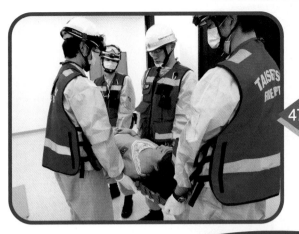

47 ピストルと刃物では脊柱運動制限は禁忌です*。背骨は折れていませんし、呼吸が止まったときに処置の妨げになります。固定せずにすぐ病院へ運びます。

＊Arch Surg 2001 Mar;136(3):324-7

## (2)ネックカラー

意識清明なら不要です。

48 用手による頭部保持やネックカラーは、意識清明の傷病者に対して有害です。グラフは、車外救出時に、自分で力を入れて首を動かさないようにするのと、9種類の方法で首を固定したときの平均値です*。人任せにすると、自分で力を入れるより3倍も動いてしまいます。

＊Emerg Med J 2014 Sep;31(9):745-9

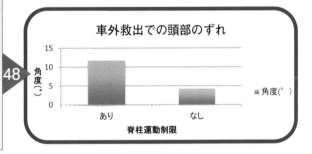

車外救出での頭部のずれ

縦軸: 角度(°) 0, 5, 10, 15

あり: 約12　なし: 約4

横軸: 脊柱運動制限

凡例: ■角度(°)

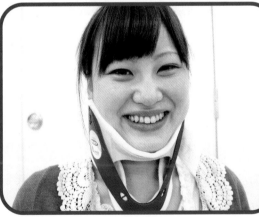

49 ネックカラーは首を締め付けます。そのため気道管理の障害・既存の頭部損傷の悪化・頭蓋内圧の上昇、さらに装着の痛みによりかえって首を動かしてしまうことが指摘されています*。

＊Scand J Trauma Resusc Emerg Med
　2019 Aug 19:27(1):77

50 このため、意識清明以外の傷病者に対しては、用手による頭部保持やネックカラーの装着は「弱い推奨（どちらかというと行った方がいい）」にとどまります*。

＊Scand J Trauma Resusc Emerg Med
　2019 Aug 19:27(1):77

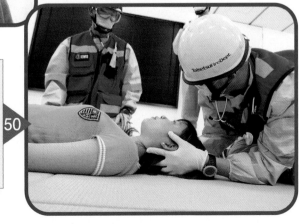

## (3)バックボード

手軽ですが危険も大きい資器材です。

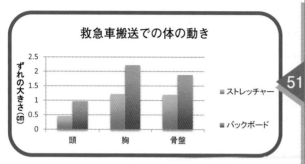

**救急車搬送での体の動き**

51 バックボードの使用についても、バイタルサインの異常が見られない傷病者については「弱い推奨」にとどまります。健常人を救急車で移動させた場合、横方向の揺れはただのストレッチャーに寝かせた場合よりバックボードの方が大きくなります*。これはボードがツルツルしていて平らなためです。
＊Am J Emerg Med 2016 Apr;34(4):717-21

また、バックボードに乗せるときのログロールとZ字移動は傷病者の首を大きく動かします。特に危険なのはZ字移動です*。ログロールは可能な限り避け、ログリフトを選択しましょう。
＊Prehosp Emerg Care 2006 Jan-Mar;10(1):46-51

52

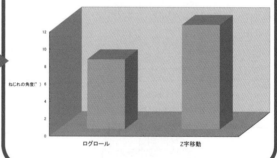

**首のねじれる角度**

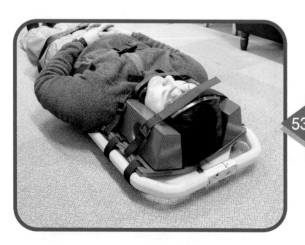

53 スクープストレッチャーならログロール不要なので、バックボードより安全です。

# V 救急活動のノウハウ

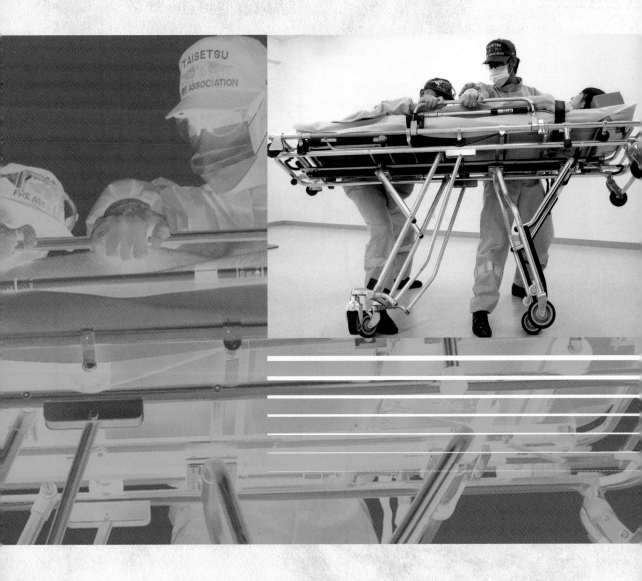

## 1　覚知と準備

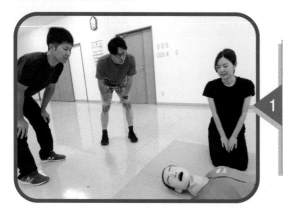

1　通信指令員は通報者に安心感を与えるよう心掛けます。口頭指導をしたのにバイスタンダーが心肺蘇生しなかった一番の理由はパニックのため(38%)、二番目の理由は正しい心肺蘇生ができないと思っているから(9%)でした*。
＊Acad Emerg Med 2006Jun;13(6):596-601

2　通信指令員は通報者から必要な情報を短く、的確に聞き出します。可能なら保険証・お薬手帳の準備もしてもらいます。

3　通信指令員は通報者から進入建物の施錠状況や進入経路などを聞き出し、それを隊員間で共有させます。

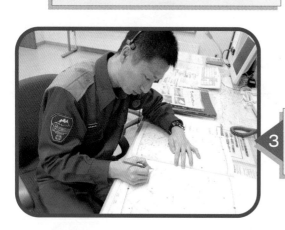

4　隊員は通報内容から個人用防護具(PPE)や個人装備(ヘルメット、編上げ靴)・資器材の準備をします。

5　現場到着までに活動内容を決定し、必要ならドクターヘリ・ドクターカー・トリアージの準備をします。

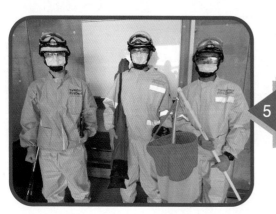

## 2　現場到着

部署位置について機関員と検討します。バック駐車なのか、並行駐車なのかを決めます。 **6**

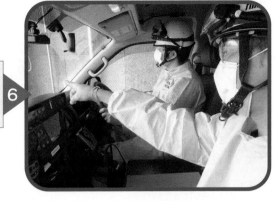

**7** 交通事故で事故車両が道路を塞いでいる場合は、事故車横をすり抜ける通行車両に<u>ひかれない</u>よう注意します。

隊員数名が先行する場合は、残された隊員の<u>誘導</u>を関係者に依頼します。 **8**

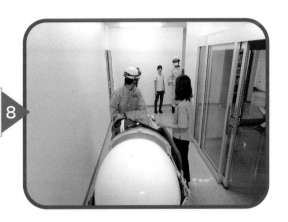

**9** 救急車から<u>降りた直後から</u>「状況観察」を開始します。

一般住宅ではシューカバーを用意しておきます。 **10**

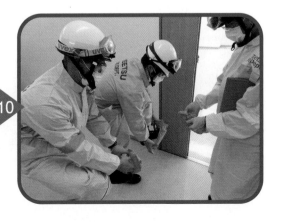

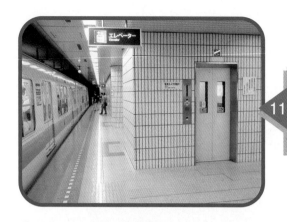

11 駅・空港・商業施設など、隊員が離れ離れになる可能性がある場合は、あらかじめ全員で搬送経路を確認しておきます。

## 3　傷病者に接触

玄関進入時から、搬出時に障害となるものがないか確認します。障害物などは家族に移動してもらいます。 12

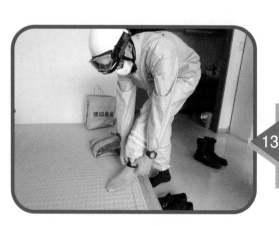

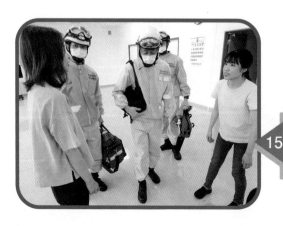

13 室内はきれいとは限りません。シューズカバーやディスポグローブ＊を靴下上から被せるなどして、準備します。
＊近代消防 2021 Aug 11;59(9):58-9

靴を脱ぐときは、搬出時に履きやすいよう、向きをそろえておきます。 14

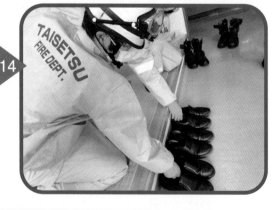

15 現場の雰囲気を観察しましょう。虐待や犯罪など異常なサインを見落とさないことが大事です。

加害現場などでは、証拠品が転がって
いる場合があるので、むやみに触れず
現場保存に心掛けます。 16

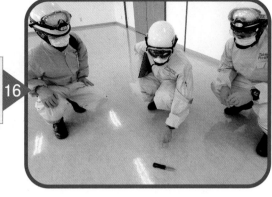

傷病者が不穏だったり暴力を振るわれ
たりする可能性がある場合は、活動ス
ペースを確保しつつ刺激を与えない行
動をとります。 17

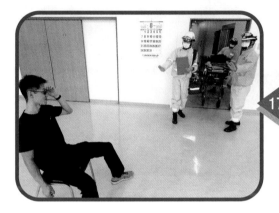

危害を加えられそうな場合は携行した
バッグ等で身を守ります。 18

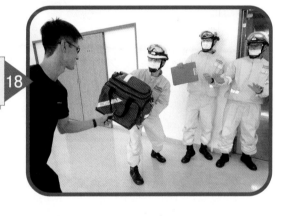

傷病者が複数いる場合は増隊を要請し
ます。 19

詳細観察する前にトリアージを実施
し、傷病者の重症度・優先度を決定し
ます。 20

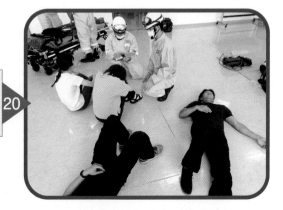

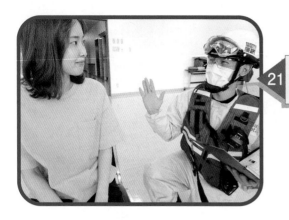

21　傷病者とは<u>目の高さを合わせ</u>、丁寧な口調で接しましょう。

見下ろす行為や腕組み、高圧的な態度は厳禁です。　22

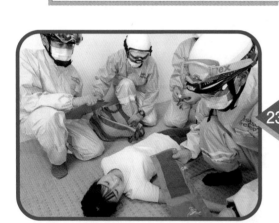

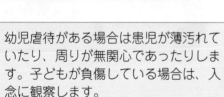

23　バイタルサインを測定する際は<u>傷病者に声掛け</u>しましょう。

幼児虐待がある場合は患児が薄汚れていたり、周りが無関心であったりします。子どもが負傷している場合は、入念に観察します。　24

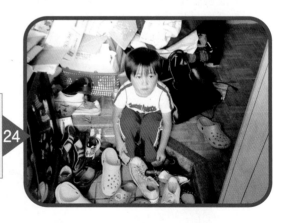

## 4　搬送

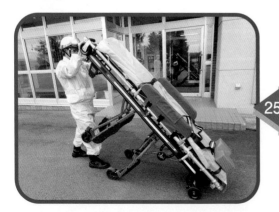

25　ストレッチャーの準備は機関員にできるだけのことを任せます。

布担架等で傷病者を持ち上げる際は、事前に声掛けして安心感を与えます。 26

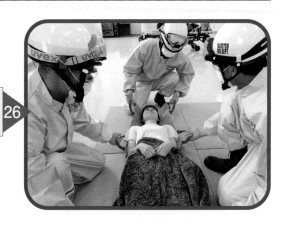

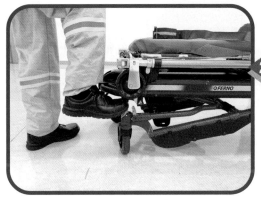

27 ストレッチャーに傷病者を載せるときは、不測の移動を避けるため、車輪ロックを掛けます。

過量服薬や服毒自殺などのときは、飲んだと思われるものの包装シートや容器を病院へ持っていくか、記録しておきます。 28

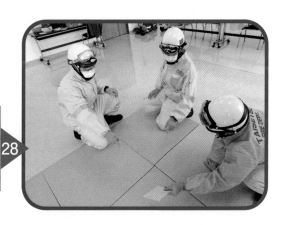

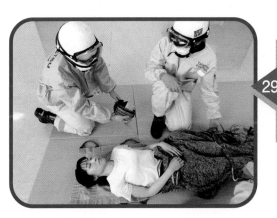

傷病者に意識障害があり、現場に傷病者の家族・友人などがいない場合は、29 本人の身元が分かるもの(郵便物など)や、携帯電話などを病院に持っていきます。

家族等が「○○病院へ連絡済み」の場合は、いつ、誰に、救急車で行くことを伝えたか確認し、救急隊から再度、確認をとります。 30

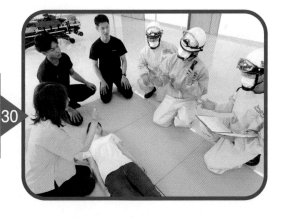

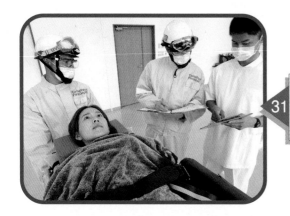

31 転院搬送時は、要請側の医療関係者に同乗の有無、継続する処置内容、搬入先や引継ぎ書類を確認しましょう。

ストレッチャーや布担架のベルトは必ず締めます。突発的な体動で事故につながるのを防ぎます。 32

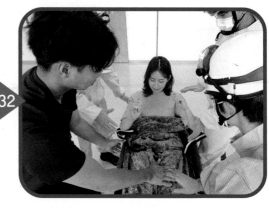

33 雨天時、屋外に準備したストレッチャーにはカバーをかけておきます。

傷病者に感染症が疑われる場合は、事前にシールドを設置します。 34

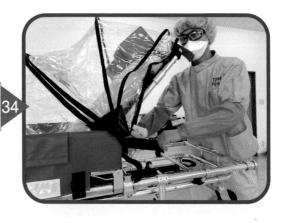

35 資器材を現場に忘れることがないよう、隊員全員でチェックします。

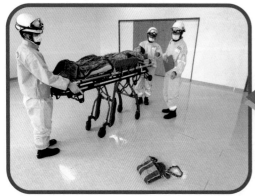

## 5　病院到着

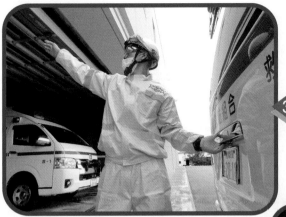

36 後部ドアを開放する際は、後部の安全を確認しましょう。

ストレッチャーを引き出す際は、脚部がロックされたか確認を忘れずに。 37

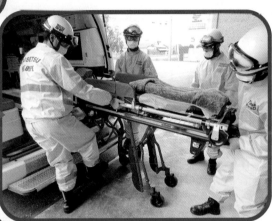

38 病院内をストレッチャーで移動する際は、他の受診者に気を付けましょう。

ストレッチャーからベッドへ傷病者を移動する際は、ベッドとの隙間に注意しましょう。 39

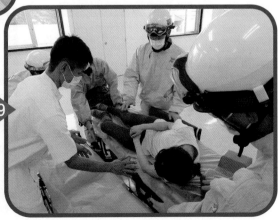

## 6　病院引揚げ・帰署

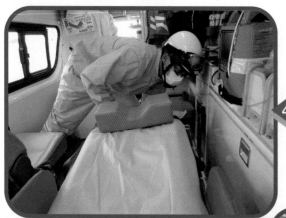

40 車内の忘れ物や落とし物（特に<u>ストレッチャー周囲</u>）がないか、チェックしてから引き揚げましょう。

迅速に再出動できるよう、<u>車内清掃や消毒は帰署途中</u>に行います。 41

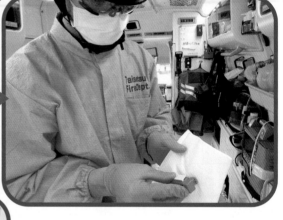

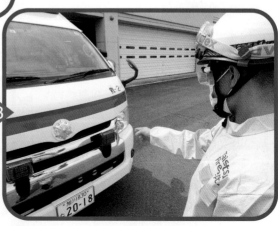

42 救急バッグ内の整頓、使用した資器材の補充、点検を忘れずに実施します。

念のため、車両外装部のチェックもしておきます。 43

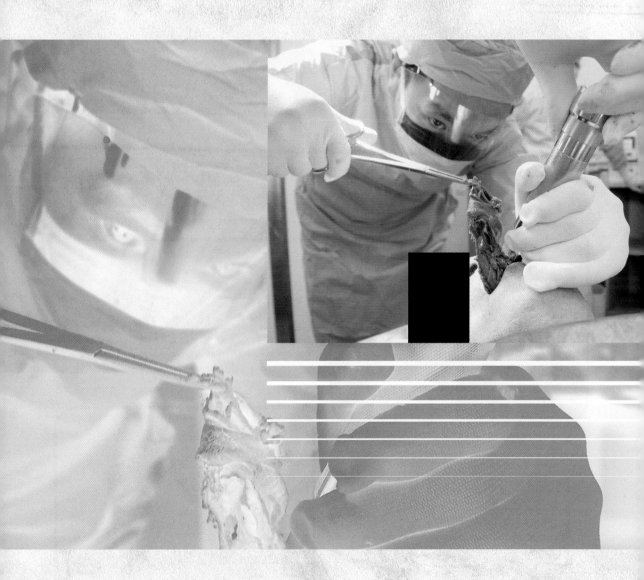

# VI 症例解説

## 1　窒息

　60歳代男性。中枢神経系の病気を患っていて、しゃべることや嚥下に不自由があります。夏なので、庭でジンギスカンを食べていました。喉に肉を詰まらせたため、救急搬送されたものです。

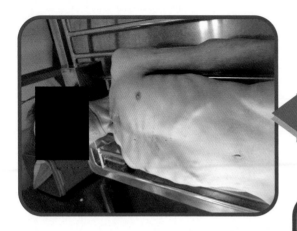

神経系の病気を患っている方は、ほとんど筋肉がありません。

術者は筆者。昔は麻酔をしていたので、手元にある長鉗子でジンギスカンを取り出し始めました。

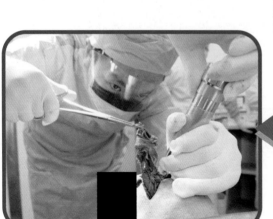

マギル鉗子が到着。神経内科の先生がジンギスカンを取っているところ。こんな大きなものが取れました。

大量のジンギスカンと少量の野菜が口から回収されました。これだけのものが詰まっていては窒息します。

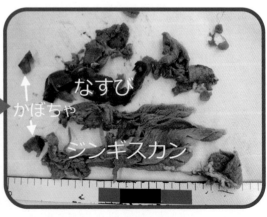

なすび

かぼちゃ

ジンギスカン

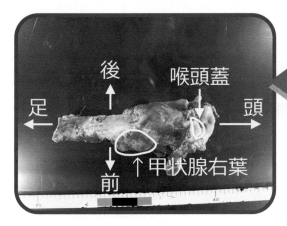

後 ↑
足 ←
頭 →
喉頭蓋
↑甲状腺右葉
前 ↓

取り出された喉頭。

喉頭を背部からみたところ。正常。

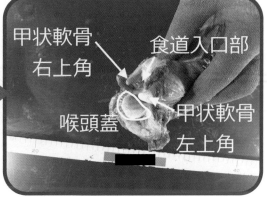

甲状軟骨
右上角
食道入口部
喉頭蓋
甲状軟骨
左上角

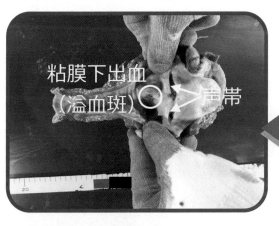

粘膜下出血
（溢血斑）→声帯

甲状軟骨以下を割ったところ。内部には異物なし。甲状軟骨内側の粘膜には必死で息を吸おうとした痕跡である粘膜下出血があります。この出血を法医学では「溢血斑（いっけつはん）」といい、窒息の重要な所見とされています。

## 2　くも膜下出血

くも膜下出血は、血管が破れて脳とくも膜の間に血液がたまるものです。

80歳代男性。間質性肺炎で当院加療中、自宅で39℃の発熱が1週間続き、かかりつけ医から当院へ入院となったものです。来院時すでにJCS300で、CTにてくも膜下出血を確認。直後に心停止となりました。

頭蓋骨を外したところ。白いのは硬膜。患者は仰臥位です。くも膜下出血も頭蓋内出血だから、骨を外せば血だらけのような気がしますが、出血はもっと中にあります。

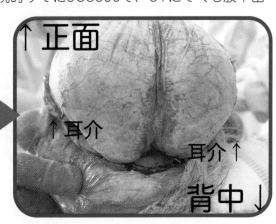

↑正面
↑耳介
耳介↑
背中↓

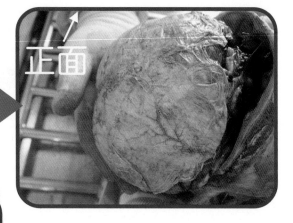

側面から見たところ。脳表面はまだくも膜を被っているため、血の塊が垂れてくることはありません。

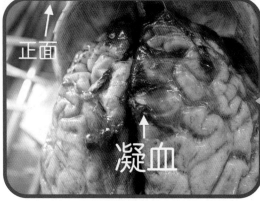

硬膜を外しました。血の塊がくも膜に包まれて盛り上がっているのが分かります。

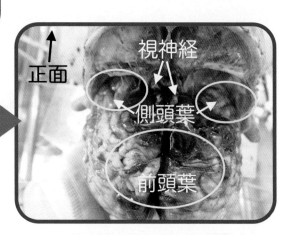

前頭葉に付着した凝血塊。眼球のすぐ上になります。

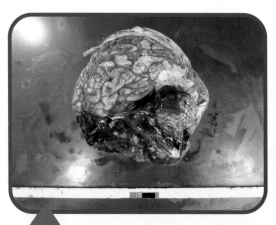

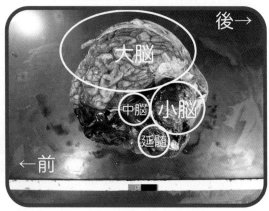

取り出しました。脳の側面。

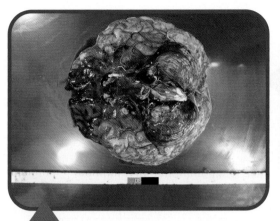

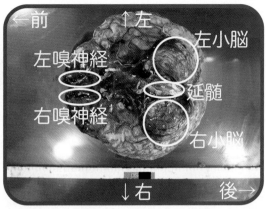

←前　　　↑左
左小脳
左嗅神経
延髄
右嗅神経
右小脳
↓右　　　　　後→

脳を下から見たところ。死因は脳ヘルニアなのでしょうが、この写真ではどこがヘルニアを起こしたかは分かりません。

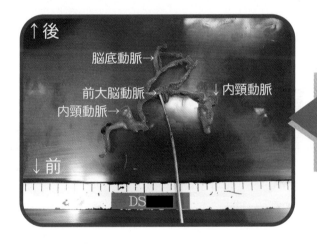

↑後
脳底動脈→
前大脳動脈→　　　↓内頸動脈
内頸動脈→
↓前
DS

ウイリス動脈輪。血管の破裂部にゾンデを挿入しています。この方は動脈瘤ではなく血管炎で血管が破裂したため、はっきりしたコブはありませんでした。

## 3　肺炎

　肺炎は日本人の死因の6.9%（厚生労働省：2019年人口動態統計）を占めており、悪性新生物、心疾患、老衰、脳血管疾患に続き第5位となっています。

　70歳代男性。特発性肺線維症で長く治療してきたところに急性肺炎がついて死亡したものです。

肺の機能障害が進むと、呼吸するのにも多大なエネルギーを使うようになるため、このようにガラガラに痩せていきます。

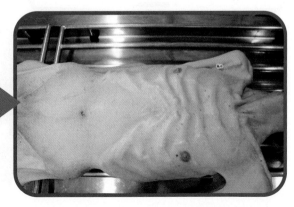

胸を開けたところ。左右とも胸水がたまっています。胸水は通常は黄色で、炎症が強ければドロドロしていたり血が混じっていたりします。

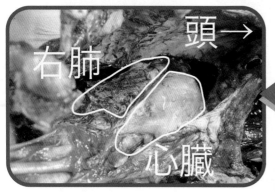

肺を探すと、小さくしぼんでいました。大量の胸水で肺が膨らむことができなかったようです。

右肺は壁側胸膜と強く癒着していました。写真には肺を剥がした部分を示します。

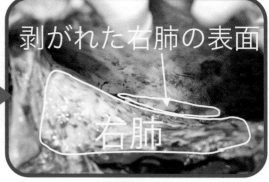

摘出された右肺。正常の肺はきれいなピンク色をしていますが、この肺は暗褐色をしています。黄色は臓側胸膜が肥厚している部分。

肺の断面。赤くてみずみずしい部分と、肉がいっぱい詰まっている部分があります。みずみずしい部分は肺に水がたまっているため（肺水腫）です。肉がいっぱい詰まっている部分はこの方が特発性肺線維症のために肺の線維化が進んで空気がなくなったためです。

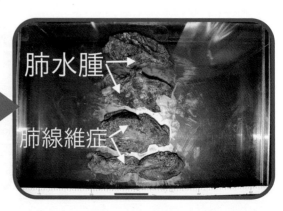

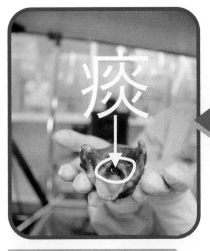

この方の直接死因は、痰を喀出できなくなったための窒息です。写真で中心が光って見えるのが痰です。

### 4 胸部大動脈瘤破裂

大動脈解離（3層からなる大動脈において、層と層の間が裂けてその間に血液が入り込むこと）の場合は助かる可能性はありますが、破裂した場合は即死します。

80歳代男性。2年前から胸部大動脈瘤を指摘されていました。今回は肺炎で入院し、そのときの画像で大動脈瘤による食道狭窄も指摘されました。入院第13病日にベッド上で死亡しているのを巡回の看護師が発見しました。

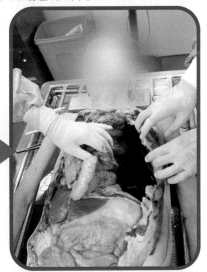

以前から指摘されていた大動脈瘤の破裂です。左胸腔に多量に血がたまっています。

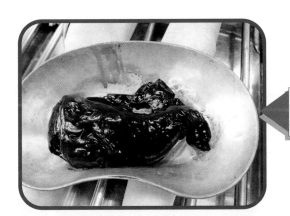

凝結塊。

大量の血液が胸腔内に充満したため、血液の一部は臓側胸膜を破り肺実質内へ流れ込んで肺が赤くなっています。

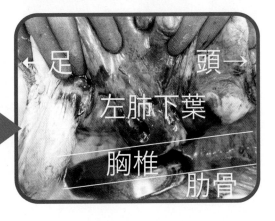

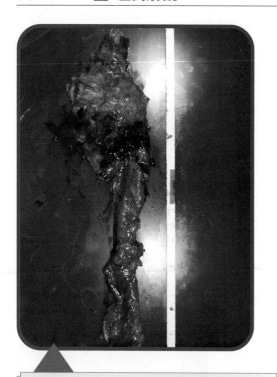

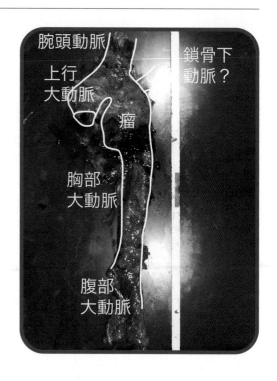

腕頭動脈

上行
大動脈

鎖骨下
動脈？

瘤

胸部
大動脈

腹部
大動脈

取り出した大動脈。

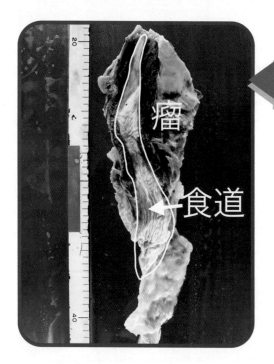

瘤

食道

ホルマリン固定後。上に載っている白
いものは食道。

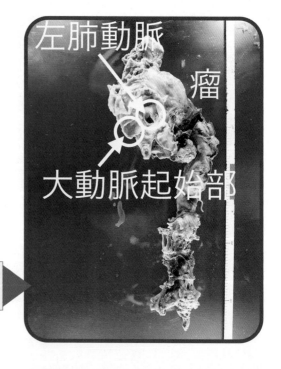

左肺動脈

瘤

大動脈起始部

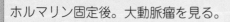

ホルマリン固定後。大動脈瘤を見る。

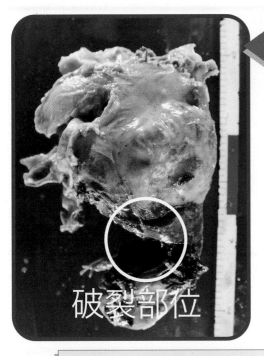

瘤の拡大。

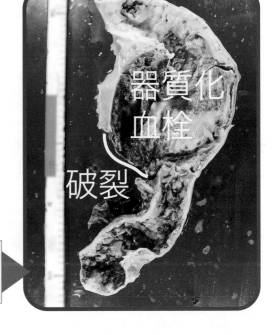

器質化
血栓

破裂

瘤を割ると、瘤の部分は器質化した血栓があり、その足側で壁が破れ出血したものでした。

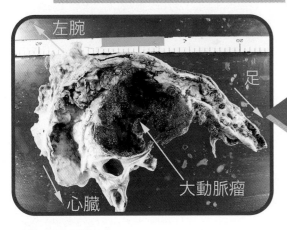

左腕

足

心臓

大動脈瘤

瘤の水平断。下行大動脈の上部で瘤が形成されています。

## 5 腸管壊死

　上腸間膜動脈閉塞症です。症例は60歳代女性。肝機能障害が指摘されて通院していました。血圧や不整脈は指摘されていません。前日夜に下血し、早朝に救急車で来院。急激に症状が悪化して死亡したものです。

基礎疾患は特にありません。

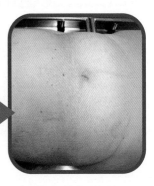

腹部を開けたところ。黒く見えているのは壊死した腸管。生きている腸管は焼肉の「ホルモン」と同じような色をしていますが、壊死すると赤黒い色になります。

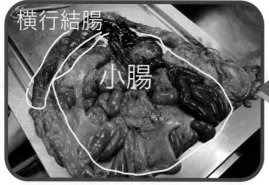

横行結腸

小腸

壊死は空腸・回腸。盲腸、上行結腸、横行結腸の一部まで。上腸間膜動脈の支配領域と一致します。

壊死した上行結腸。粘膜面を示します。黒褐色は血液と粘液の混じったものです。

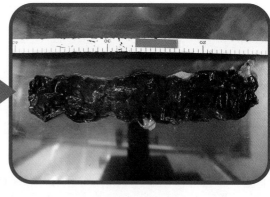

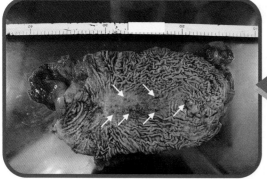

胃。粘膜出血があります。この疾患に限ったことではなく、解剖すると多くの症例で胃に出血が見られます。

腎臓。「ショック腎」と呼ばれるもの。低血圧が続くと脳と心臓に血液を回すため腎臓の血流が遮断されます。その結果、写真のような血の気の引いた蒼白の腎臓になります。

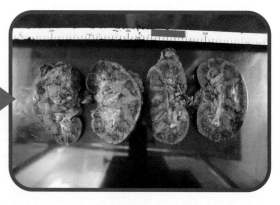

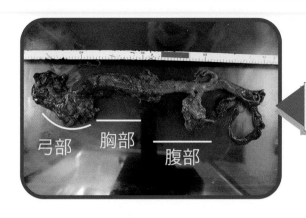

大動脈。動脈硬化は弱く、上腸間膜動脈にも血栓は見つかりませんでした。

## 6 胃潰瘍

　症例は70歳代男性。肺癌があり、肝転移の精密検査と癌の疼痛管理で入院しました。入院5日目に突然血圧が低下し死亡しました。吐血や下血はありませんでした。

腹部膨満があります。液体がたまっているのは触診や打診で分かりましたが、この時点では胃出血が死因とは思っていないため…

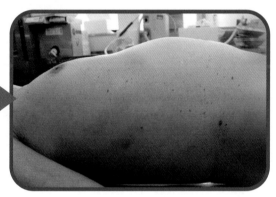

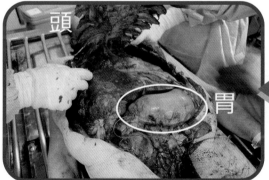

胃には注目することなく解剖を進めています。写真で見返すと、胃が膨らんでいるのが分かります。

胃内容物は鮮血でした。胃の粘膜面には大きな潰瘍ができており、ここからの出血でした。突然の大量出血で死亡したものです。

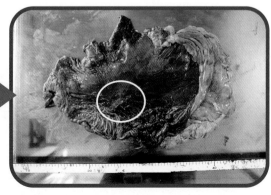

# MEMO

# MEMO

# MEMO

# MEMO

# MEMO

# MEMO

## 見る！わかる！救急手技の基本とポイント

平成21年11月20日　初　版　発　行
令和5年8月1日　4　訂　版　発　行

編　著／玉　川　　進
発行者／星　沢　卓　也
発行所／東京法令出版株式会社

| | | |
|---|---|---|
| 112-0002 | 東京都文京区小石川5丁目17番3号 | 03(5803)3304 |
| 534-0024 | 大阪市都島区東野田町1丁目17番12号 | 06(6355)5226 |
| 062-0902 | 札幌市豊平区豊平2条5丁目1番27号 | 011(822)8811 |
| 980-0012 | 仙台市青葉区錦町1丁目1番10号 | 022(216)5871 |
| 460-0003 | 名古屋市中区錦1丁目6番34号 | 052(218)5552 |
| 730-0005 | 広島市中区西白島町11番9号 | 082(212)0888 |
| 810-0011 | 福岡市中央区高砂2丁目13番22号 | 092(533)1588 |
| 380-8688 | 長野市南千歳町1005番地 | |

［営業］TEL 026(224)5411　FAX 026(224)5419
［編集］TEL 026(224)5412　FAX 026(224)5439
https://www.tokyo-horei.co.jp/

ISBN978-4-8090-2527-3